터진
디스크가
더 잘
흡수된다

본문에 게재된, 저작권자를 찾지 못한 일부 사진은 통상적 사례에 따라 추후 사용료를 지불하겠습니다.

터진
디스크가
더 잘
흡수된다

초판 1쇄 인쇄일 | 2017년 11월 25일   초판 1쇄 발행일 | 2017년 11월 30일

지은이 | 자생한방병원 자생척추관절연구소
펴낸이 | 강창용
일러스트 | 최금희·임수민
기획편집 | 이윤희·오원실
디 자 인 | 가혜순
책임영업 | 최대현·민경업

펴낸곳 | 느낌이있는책
출판등록 | 1998년 5월 16일 제10-1588
주 소 | 경기도 고양시 일산동구 중앙로 1233(현대타운빌) 1202호
전 화 | (代)031-932-7474
팩 스 | 031-932-5962
홈페이지 | http://feelbooks.co.kr
이메일 | feelbooks@naver.com

ISBN 979-11-6195-052-5 03510

이 도서의 국립중앙도서관 출판예정도서목록(CIP)은 서지정보유통
지원시스템 홈페이지(http://seoji.nl.go.kr)와 국가자료공동목록시스
템(http://www.nl.go.kr/kolisnet)에서 이용하실 수 있습니다.
(CIP제어번호: CIP2017029765)

상식을 뒤집는
허리디스크의 진실

터진 디스크가 더 잘 흡수된다

자생한방병원 자생척추관절연구소 **지음**

느낌있는책

상식을 뒤집는 허리디스크의 진실

2장 디스크는 왜 터질까?

3장

원인부터 완치까지, 자생 비수술 치료법

터진 디스크가 더 잘 흡수된다

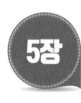

5장

수술은 최후의 보루여야 한다

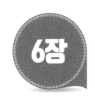

6장 디스크 환자만 할 수 있는 사소하지만 중요한 질문 9

과학적 한방 치료로 허리의 자생력을 되살린다

자생한방병원 신준식

최근 많은 병원이 비수술 치료법으로 디스크를 다스리고 있다. 양방 병원에서도 수술만이 꼭 최선이 아니라는 것을 깨닫고 물리치료와 도수치료 등으로 디스크가 낫도록 권하고 있다.

하지만 그럼에도 중증 디스크는 수술이 최선이라고 여기는 인식이 아직까지 자리잡고 있다. 초기 디스크는 물리치료와 생활습관 개선만으로도 얼마든지 좋아질 수 있지만, 터져서 흘러나온 디스크, 신경을 꾹 누르고 있는 말기 디스크는 수술을 해야 나아질 수 있다고 믿는 것이다.

그런데 이런 말기 디스크, 터진 디스크도 얼마든지 비수술 한방 치료로 치유할 수 있다. 아니 오히려 터져버린 디스크가 그냥 삐져나온 디스크보다 흡수가 원활해 일상으로 빠른 복귀가 가능하다. 그리고 비수술 한방 치료로 디스크를 다스리다 보면 척추 뼈와 관절, 신경이 더불어 튼튼해지는 효과가 있다. 이는 비수술 한방 치료가 신체의 자생력을 근본적으로 강화시키기 때문에 가능한 것이다.

디스크는 물렁물렁한 액체로 이루어져 신경도 없고 그 자체로는 통증도 느끼지 못한다. 하지만 이런 디스크에도 우리 모든 신체 장기, 뼈가 지니고 있는 자생력을 가지고 있다. 자생력이란 스스로 치유하는 능력을 말하는데 우리 몸은 질병에 걸렸거나 균형을 잃었을 때 이를 자연스럽게 원위치로 돌리고 회복하게끔 하는 힘이 있다. 상처가 났을 때 그대로 두면 자연스럽게 아물고, 뼈가 부러졌을 때 깁스 등으로 잘 싸매면 별다른 처치를 하지 않아도 붙는 것을 생각하면 이해하기 쉽다.

자생한방병원은 우리 몸이 가진 자생력을 끌어올리는 것을 최우선 치료법으로 삼는다. 그것은 터진 디스크에도 마찬가지이며 약해진 허리가 수술 등으로 더 손상되는 것을 막고 스스로 힘 있게 바로 서는 것을 돕는다.

자생한방병원은 개원 이래 수많은 디스크 환자를 치유해왔다. 오로지 비수술 한방 치료로 자리에서 일어나지도 못하는 환자들을 다시 일으켰고, 일상으로 돌아가게 했으며, 재발도 막았다. 처음 내가 한약과 추나요법 등으로 디스크를 다스리는 것을 보고 많은 이가 놀라워했지만, 믿지 못했던 사람도 많았다. 한방 치료로는 디스크를 고칠 수 없다는 오래된 편견 때문에 벌어진 일이었다.

이런 오해를 바로잡기 위해 한방 치료를 과학적으로 증명하는 데 오랜 노력을 기울였다. 그리고 자생한방병원의 대표적 한약인 '신바로 한약'과 '동작 침법'을 포함한 여러 치료법을 국내 유수의 대학 연구진과 함께 과학적으로 증명해 보였고 이는 해외 논문에도 실릴 정도로 그 가치를 인정받았다. 현재 자생한방병원의 치료법은 과학적으로 증명된, 믿을 수 있는 비수술 요법으로 평가받으며 미국, 러시아, 카자흐스탄 등의 해외에서도 자생의 치료법을 앞 다투어 배우고 도입하고 있다.

자생한방병원은 그저 '비수술'을 내세워 일시적으로 통증만을 줄이는 치료 법만을 시행하지 않는다. 한방양의 협진으로 MRI 등으로 정확한 상태를 파악하고 손상된 뼈와 신경을 재생시켜서 질환의 원인을 근본적으로 바로잡는다. 약해진 신체를 강화시켜 재발까지 방지하는 가장 안전하고 과학적인 치료법을 실행한다 할 수 있다.

이 책에는 중증 디스크, 말기 디스크 환자들을 위한 내용이 자세히 담겨 있다. 그리고 환자들이 궁금해하는 자생치료의 처음과 끝이 설명되어 있다. 또한 터진 디스크로 고통받는 환자들을 직접 치료한 의사들의 이야기도 함께 실렸으니 지금 현재 디스크로 힘겨운 일상을 사는 환자들에게 많은 도움이 될 거라 생각된다.

부디 많은 환자가 소중한 몸을 다시는 되돌릴 수 없는 수술에 맡기지 않고 스스로의 힘을 되찾아 건강한 삶을 이어가길 바란다.

허리디스크 환자의 세 가지 질문과 세 가지 편견

자생척추관절연구소 소장 / 강남자생한방병원 진료원장 하인혁

진료실에서 디스크 환자가 가장 많이 하는 질문이 있다.

"디스크가 수술 없이 나을 수 있나요?"

"그럼 한방 치료로 완치가 되는 건가요?

"왜 제가 디스크가 생긴 거죠?"

이 질문은 세 가지 편견에서 비롯된다. 디스크는 수술로만 치료가 가능하다는 편견, 그리고 양방 치료만이 주된 치료일 거라는 편견, 또 나만은 디스크가 생기지 않을 것이라는 편견이 그것이다.

디스크는 수술 없이 치료가 된다. 아니 반드시 수술 없이 치료해야 한다. 가끔 허리 수술을 하고 재발해 나를 찾아오는 환자들이 있다. 진료를 위해 X-ray를 촬영해 보고 수술한 적이 있는지 물어보면 어떻게 알았냐고 반문하는 환자가 많다. 대부분의 허리디스크 수술은 디스크를 잘라내기 위해 피부와 근육을 절개하고 척추 뼈의 일부분을 도려낸다. 그래야 신경이 보이고 그 신경마저 옆으로 젖혀야 탈출된 디스크가 보이며 그때야 비로소 디스크를 절개할 수 있기 때문이다. 이는 대부분의 수술 환자에게 척추 뼈의 일부분이 없

다는 얘기다. X-ray는 뼈를 볼 수 있기 때문에 그런 부분이 확연히 드러난다. 환자들은 수술 당시 뼈를 어느 정도 잘라냈다는 사실을 대부분 모르고 있다. 간단한 수술인 줄 알았다는 것이다.

수술은 신체에 다시는 되돌릴 수 없는 손상을 가져온다. 디스크는 허리가 약해져서 생기는 것인데, 그 디스크를 잘라내기 위해 근육과 인대에 칼을 대 더 약해지게 만들고 또 대부분은 뼈까지 손상된다. 물론 반드시 수술이 필요한 디스크 환자도 있지만 그것은 전체 환자의 5% 미만에 불과하다. 하지만 아직도 통계를 보면 전체 디스크 환자의 상당 부분이 수술을 권유받고 수술대에 오르고 있다.

그럼 디스크가 한방 치료로 완치가 될까? 우리는 완치의 개념을 잘 이해해야 한다. 만약 수분이 빠져나가고 납작해진 디스크가 수분으로 가득 차 통통하고 탄력 있는 예전 상태로 돌아간다거나, 디스크를 손상시키는 많은 습관을 계속하면서도 평생 재발하지 않는 것을 완치라고 본다면, 어떠한 치료법으로도 완치란 없다. 하지만 완치의 개념을 현재 터진 디스크를 자연적으로 흡수시켜 통증을 없애고 디스크를 발생시켰던 환경, 즉 잘못된 자세와 생활습관 등을 바꾸고 관리해 재발을 막는 것으로 한다면 완치는 존재한다.

수술적 치료, 진통제, 스테로이드 등은 그동안 탈출된 디스크를 효율적으로 해결하는 치료법이었다. 디스크가 탈출되었으니 잘라내고, 통증이 있으니 진통을 완화시켰던 것이다. 이에 비해 한방 치료는 원인에 집중한다. 약해진 허리는 동의보감에도 적혀 있는 강근골(근육과 뼈를 강화시킨다)하는 약물의 조합으로 튼튼하게 하며 추나요법으로 자세를 교정해 근본을 바로잡는다.

왜 내가 디스크가 생겼냐는 질문은 대부분 왜 나만 이렇게 디스크로 고생하느냐는 뜻이기도 하다. 특히 선천적으로 허리를 약하게 타고나거나, 허리에 영양을 공급하는 요부동맥이 좁은 사람들, 날 때부터 척추의 배열이 바르지 못한 사람들일수록 더욱 그렇다. 또한 사람마다 신경이 통증을 감지하는 감수성도 달라서 어떤 사람은 디스크가 심해도 통증을 거의 느끼지 못하는데 반해, 살짝 디스크가 부은 정도만으로도 응급차에 실려 오는 사람도 있어 환자 각자가 느끼는 경중은 천차만별이다.

그럼에도 불구하고 우리가 끊임없이 생활습관을 교정하고 디스크의 원인들을 후천적으로나마 없애고 관리하는 이유는 수명이 길어졌기 때문이다. 평균 수명이 짧을 때는 통증만 없다면 디스크가 진행됐어도 큰 문제가 없었을 것이다. 하지만 최근에는 오래 살기 때문에 허리를 약하게 하는 원인을 어떤 이유에서든 가지고 있다면 언젠가는 반드시 척추 질환이 생기기 마련이다. 그리고 그 고통을 오래 견디며 살아야 한다.

　　내 진료실에 오는 모든 환자는 한 명도 빠짐없이 위의 이야기를 듣는다. 통증으로 아파서 앉지도 못하는 환자에겐 진료실에 눕혀서라도 디스크에 대해 알도록 설명해주고 치료에 들어가는 것이다. 나는 질환에 대한 첫 각성이 그 질환에 대한 향후 태도를 결정한다고 생각한다. 하지만 여전히 의료인들에게 본인의 상태를 짧은 몇 마디 말로 들으며 디스크에 대한 잘못된 편견을 갖고 나도 모르게 악화시키며 살아가는 많은 사람이 있다. 그런 사람들에게 이 책을 통하여 경각심을 주고 싶고, 조언을 들려주고 싶고, 이해를 돕고 싶다.

디스크가 터져도
한방 비수술 치료로 완치 가능하다

"정말 수술하지 않고도 디스크를 고칠 수 있는 거지요?"

디스크가 터져도 수술만큼은 피하고 싶은 환자들이 자생한방병원을 많이 찾는다. 그런데도 이런 질문을 하는 분들이 적지 않다. 수술은 받고 싶지 않지만 정말 비수술 치료로, 그것도 양방이 아닌 한방 비수술 치료만으로 터진 디스크를 치료할 수 있는지 확인하고 싶어 한다. 그도 그럴 것이 양방 병원에서 디스크가 터져 신경을 많이 누르고 있으니 수술하는 게 좋겠다고 했는데, 수술하지 않아도 된다고 하니 다행이다 싶으면서도 마음 한편으로 의구심이 올라오는 것이다.

직접 경험하지 않고 믿기란 쉬운 일이 아니다. 하지만 분명한 것은 지금까지 일일이 수를 헤아리기도 어려울 정도로 많은 환자가 자생한방병원에서 비수술 치료만으로 디스크를 치료했다는 것이다. 급성디스크 환자는 말할 것도 없고, 고질적인 만성디스크 환자들까지도 크게 호전돼 고통 없이 행복한 일상을 보내고 있다.

수술하지 않고 한방 비수술 치료만으로 디스크를 고칠 수 있다는 것을 입증하기까지는 꽤 오랜 세월이 필요했다. 한약, 추나요법, 동작침법, 약침 등으로 디스크 때문에 잘 걷지도 못하던 환자들이 자기 발로 걸어 병원을 나설 정도로 좋아져도 척추의학계는 쉽게 한방 비수술 치료의 효과를 인정하지 않았다. 그래서 한방 비수술 치료의 기전을 과학적으로 증명하기 위해 오랜 시간 공을 들였다. 그 결과 지금은 아무도 한방 비수술 치료 효과에 이의를 제기하지 않는다.

디스크는 하루아침에 생기는 병이 아니다. 환자 중에는 무거운 짐을 들다가 혹은 급하게 자세를 바꾸다가 갑자기 디스크가 터져 아프다고 하는 분들이 많은데, 그렇지 않다. 디스크는 노화, 영양부족, 잘못된 생활습관 등 여러 가지 요인에 의해 서서히 약해진다. 자기도 모르는 사이에 약해질 대로 약해진 상태에서 순간적으로 과도한 충격이 가해졌을 때 터지는 것이다. 멀쩡했던 디스크가 어느 날 갑자기 터지는 일은 없다.

결국 디스크가 터졌다는 것은 이미 디스크가 많이 약해졌다는 것을 의미한다. 그래서 더더욱 디스크가 터졌을 때는 수술보다 비수술 치료로 다스려야 한다. 수술은 삐져나온 디스크를 잘라내는 것인데, 그 과정에서 디스크를 둘러싸고 있는 근육이나 인대를 손상시키고, 척추 뼈에 구멍을 내기도 하기 때문에 가뜩이나 약해진 디스크가 십중팔구 더 약해질 수밖에 없다. 당장은 눌렸던 신경이 풀어지니 통증이 없어져 나은 것처럼 착각할 수 있지만 사실은 구조적으로 더 약해지는 것이다.

수술과는 달리 한방 비수술 치료는 기본적으로 척추와 디스크의 자생력을 강화시켜 준다. 한편으로는 디스크로 인한 통증을 빠르고 효과적으로 없애면서 자생력을 키워주기 때문에 디스크가 터졌던 원인을 제거해 재발하지 않도록 해준다.

한방 비수술 치료는 디스크를 근본적으로 치유할 수 있는 좋은 치료법이다. 하지만 한방 비수술 치료만으로 100% 완치는 어렵다. 디스크는 꾸준한 관리가 필요한 병으로 아무리 터진 디스크를 호전시켜놓았다 하더라도 관리를 소홀히 하면 언젠가 또다시 터질 수 있다. 예를 들어 허리에 무리를 주는 잘못된 생활습관이 원인이 되어 디스크가 터졌는데, 비수술 치료로 호전된 후 다시 예전과 같이 생활한다면 그만큼 재발할 위험이 커질 수밖에 없는 것이다.

디스크가 터져도 얼마든지 한방 비수술 치료로 나을 수 있으니 걱정하지 않아도 된다. 다만 또다시 디스크가 터져 고생하지 않으려면 한방 비수술 치료를 받으면서 자신을 돌아볼 필요가 있다. 무엇이 디스크를 힘들게 했는지를 살펴보고, 가능한 한 디스크가 아프지 않도록 스스로를 관리할 때 완치의 꿈은 현실이 된다.

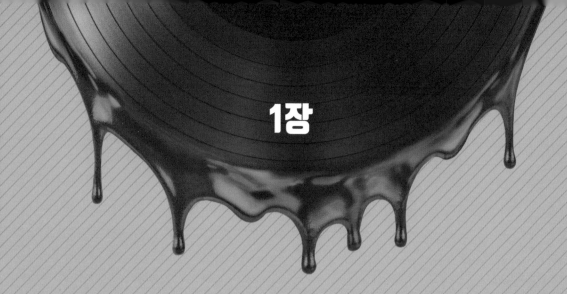

1장

상식을 뒤집는
허리디스크의
진실

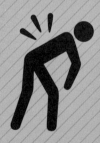

디스크가 터지면 수술해야 한다?

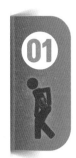

**터진 디스크,
수술이
능사는 아니다**

"정말 괜찮을까요? 디스크가 터지면 수술해야 하는 것 아닌가요? 정말 수술하지 않아도 나을 수 있는 건가요?"

디스크가 터져 내원한 환자들이 많이 하는 질문이다. 수술이 싫어 자생한방병원을 찾았으면서도 정작 수술 없이 치료할 수 있다고 하면 선뜻 믿지 못하고 반문하는 것이다. 그만큼 디스크가 터지면 수술 밖에는 방법이 없다는 잘못된 통념이 디스크 환자의 머릿속에 깊게 박혀있음을 알 수 있는 대목이기도 하다.

사실 디스크가 터졌을 때 수술하지 않아도 나을 수 있다는 것이 밝혀진 지는 생각보다 오래되지 않았다. 1983년, 디스크 수술에 대한 기존의 통념을 뒤집을만한 놀라운 연구결과가 발표되었다. 지금까지도 척추 관련

의학계에서 상당히 많이 인용되는 '웨버의 연구'가 그 주인공이다.

스웨덴의 헨릭 웨버 박사는 디스크 환자 126명을 무작위로 수술군과 수술하지 않는 보존적 치료군으로 배정하여 그 치료 경과를 10년 동안 관찰하며 비교·연구했다. 이 연구결과는 〈요추추간판탈출증 : 10년 동안 관찰을 통한 전향적 연구〉라는 논문으로 발표되었는데, 주요 내용은 이렇다.

웨버는 디스크가 터졌을 때 수술한 환자들과 수술하지 않고 물리치료와 약물치료 등의 비수술 치료를 한 환자들 두 부류로 나누고 경과를 관찰했다. 그 결과 초반에는 수술한 환자들이 통증이 빨리 사라져 예후가 더 좋은 것 같았지만 4년이 지나자 거의 차이가 없는 것으로 나타났다.

웨버의 연구결과는 당시 수술만이 답이라고 생각했던 척추의학계에 큰 충격을 주었다. 그리고 디스크가 터지면 당연히 수술해야 한다고 생각했던 의학계가 흔들리기 시작했다. 수술을 하나 안 하나 결과에 큰 차이가 없는데 굳이 무리해서 수술해야 하느냐는 회의론이 대두되면서 지각변동이 일어났다. 즉 디스크가 터졌다고 바로 수술하지 말고 약 2~3개월 이상 비수술적인 치료를 한 후 경과를 보고 수술하는 것이 맞다는 새로운 지침이 만들어진 것이다.

그럼에도 우리나라에서는 비수술 치료로는 초반 통증을 잘 조절하지 못하거나 비수술 치료에 확신이 없어 여전히 수술을 많이 했다. 하지만 자생한방병원은 대부분의 병원이 확신하지 못했던 30여 년 전부터 비수술 치료로 터진 디스크를 치료해왔다. 초반부터 통증을 효과적으로 줄여주면서 수술하지 않고도 치유가 가능하다는 것을 수많은 임상 사례를 통해 입증해왔다.

이러한 자생한방병원의 노력 덕분에 지금은 우리나라에서도 예전에 비하면 디스크가 터졌다고 무턱대고 수술하는 병원은 거의 없다. 양방 병원에서도 수술보다는 비수술 치료를 먼저 하는 추세다. 하지만 아직 결국에는 수술을 권하는 병원들이 제법 많다.

　30여 년 전부터 디스크 환자들을 오직 비수술 치료법만으로 치료해온 자생한방병원의 입장에서 보면 수술이 필요한 환자는 그리 많지 않다. 디스크 환자의 95%는 비수술 치료법만으로 충분히 치유 가능하고, 오히려 수술했을 때보다 경과도 좋다. 뿐만 아니라 환자들의 이야기를 들어봐도 수술보다 비수술 치료가 효과도 더 좋고, 만족도도 높다는 것을 알 수 있다.

치료 전	치료 후

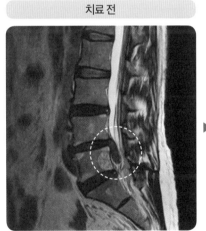 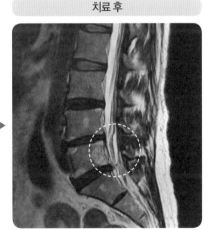

요추 4번과 5번 사이에 터진 디스크가 관찰됨.

터진 디스크의 용적이 감소됨.

디스크가 터져서 흘러내렸던 43세 여성 환자의 치료 전후 비교 사진이다. 수술하지 않고 한방 치료만으로 터져서 흘러내렸던 디스크가 감쪽같이 사라졌다.

디스크가 터졌다?

허리디스크 환자들은 '디스크가 터졌다'는 표현을 많이 한다. 의학적인 관점으로 보면 '디스크가 터졌다'는 것은 디스크 안의 수핵을 둘러싸고 있는 섬유륜이 찢어져 수핵이 흘러나온 상태로 보는 것이 적절하다. 즉 디스크가 탈출(extruded)한 상태를 말하는데, 환자들은 좀 더 넓은 의미로 '디스크가 터졌다'는 표현을 한다.

디스크는 처음부터 탈출하지 않는다. 처음에는 디스크가 살짝 부푼 정도(팽윤)여서 신경을 많이 누르지 않아 그만큼 통증도 심하지 않다. 그러다 더 진행되면 수핵도 팽창하면서 섬유륜을 밀고 삐져나와 신경을 누른다. 이를 돌출(protruded)이라 말하며, 섬유륜이 약해지긴 했어도 찢어지지는 않아 수핵이 흘러나오지는 않는다.

환자들이 말하는 '디스크가 터졌다'는 디스크 탈출뿐만 아니라 돌출까지 포함한다. 디스크 진행 단계로 보면 돌출과 탈출은 분명 다르지만 실제 영상검사를 하면 잘 구분이 안 된다. 따라서 돌출과 탈출 모두를 광의의 의미로 '디스크가 터졌다'고 해도 무리가 없다. 이 책에서도 디스크가 삐져나왔든, 터져서 수핵이 흘러나왔든 신경을 눌러 통증이 발생한 모든 경우를 디스크가 터진 것으로 본다.

환자가 생각하는 마비와 응급수술이 필요한 마비는 다르다

디스크가 터져도 비수술 치료만으로 얼마든지 좋아질 수 있다. 설령 디스크가 완전히 터져 통증이 극심할 때조차도 자생 비수술 치료로 수술했을 때보다 더 확실하게 통증을 없애고 일상생활이 가능할 정도로 회복한 사례가 수도 없이 많다.

하지만 꼭 수술을 해야 하는 경우도 있다. 터진 디스크가 대소변을 관장하는 신경다발인 마미총을 누르게 되면 감각이 마비되어 대소변을 가리기 힘들게 되는데, 이 경우는 3일 안에 신속하게 수술하지 않으면 안 될 응급상황이다. 수술 시기를 놓치면 영원히 회복 불능의 상태가 될 수도 있으므로 신속히 수술해야 한다.

그렇다면 마비가 오면 다 수술해야 할까? 자생한방병원에는 다른 병원에서 수술을 받았지만 디스크가 재발해 오는 환자가 상당히 많다.

"10년 전에 디스크 수술을 했어요. 이후 지금까지 잘 지냈는데 최근에 다시 아파서 왔어요."

수술하고 10년 동안 한 번도 아프지 않았다면 허리가 비교적 건강한 상태였다고 볼 수 있다. 만약 허리가 약한 상태에서 수술을 받았다면 10년 동안 아프지 않고 잘 지내기가 어렵다. 이 말은 곧 10년 전에 꼭 수술을 받지 않았어도 나을 수 있었다는 의미이기도 하다.

"허리 상태가 수술할 정도로 나빴던 것 같지 않은데 왜 수술하셨어요?"

"그때는 마비가 와서 수술을 안 할 수가 없었어요."

마비가 오면 수술을 고려하는 것이 당연하다. 하지만 환자들이 생각하는 마비는 병원에서 응급수술을 요하는 마비와는 차이가 있다. 환자들은 주로 '일하다가 삐끗해 움직이지 못할 때', '갑자기 일어나는데 허리가 너무 아프고 힘이 안 들어가 일어나지 못할 때' 마비라는 표현을 쓴다.

"갑자기 꼼짝을 못하니 겁이 덜컥 나더라고요. 이러다 평생 누워서 똥오줌을 받아야 하면 어쩌나 싶어 119를 불러 병원에 간 거지요."

이런 환자들은 예전 같으면 열에 아홉은 수술을 시켰다. 환자 자신도 잔뜩 겁을 먹은 상태에서 의사가 수술하라 하니 고분고분 따를 수밖에 없었다.

자생한방병원에도 종종 급성디스크로 온몸이 마비된 채 실려 오는 환자

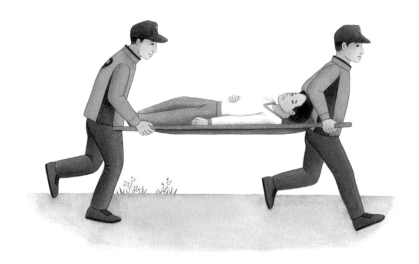

들이 많다. 갑자기 몸이 마비되면 환자들은 공포를 느끼며 어쩔 줄을 모른다. 하지만 막상 검사를 해보면 마비를 호소하는 환자 중 응급수술을 해야 할 정도로 상태가 심각한 경우는 거의 드물다.

"그런데 전 왜 이렇게 꼼짝도 못 할 정도로 아프지요? 정말 수술할 정도로 심각한 건 아니죠?"

환자 자신이 느끼는 증상은 심각한 수준인데, 디스크 상태가 나쁘지 않다고 하면 당연히 의문을 품을 수 있다. 디스크 상태가 심각하지 않은데 몸이 굳고 통증이 심한 것은 일종의 보호작용이다. 디스크가 터져 신경을 누르면 극심한 통증이 일어나고, 그러면 우리 몸은 위기 상황이라 인지하고 즉각 디스크를 보호하기 위한 방어태세에 돌입한다.

디스크가 손상된 상태에서 근육들이 움직이면 디스크가 더 손상될 수 있으므로 뇌는 근육들에게 움직이지 말라는 명령을 내린다. 디스크 주변의 근육들이 **뻣뻣하게** 굳으니 움직일 수가 없게 되고, 이를 마비로 느끼는 것이다.

이처럼 디스크를 보호하기 위해 일시적으로 나타나는 마비는 수술을 요하는 마비가 아니다. 실제로 온몸이 마비된 것처럼 굳어져 실려 온 환자 중 비수술 한방 치료만으로 2~3일 만에 멀쩡하게 걸어서 병원 문을 나서는 분들이 많다. 처음 디스크가 터졌을 때 움직이지 못하는 이유는 극심한 통증 때문인 경우가 많은데, 비수술 치료 중에서 동작침법은 빠른 시간 안에 통증을 없앨 수 있는 치료법이다. 동작침법으로 통증을 줄여주면 뇌는 안심하고 경계태세를 푼다. 그러면 딱딱하게 굳었던 근육들이 풀어지면서 마비도 함께 풀리게 된다.

수술이 꼭 필요한 경우에는 해야 하지만 일시적으로 마비 증세가 왔다고 수술부터 해서는 안 된다. 정말 수술을 요하는 마비 상태인지를 면밀히 따져 봐야 한다. 수술이 필요한 마비 증세는 대소변 장애가 있고 신경학적 장애가 진행성으로 나타날 때이다(통증 때문에 힘을 못 주는 게 아니라 실제로 다리에 힘이 들어가지 않는 상태가 점점 심해질 때를 일컫는다). 꼭 수술해야 할 상태가 아닌데도 당장 마비가 왔다고 덜컥 수술하면 오히려 상태를 더 심각하게 만들 수 있다.

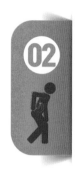

디스크의
터진 정도와 통증은
일치한다?

**통증이
사라지면
다 나은
것일까?**

허리가 아프지도 않은데 척추병원을 찾는 사람은 거의 없다. 대부분은 허리가 아파서 온다. 갑자기 삐끗해 극심한 통증으로 걸음조차 걷지 못해 오는 분들부터 오랫동안 허리가 아팠지만 참다 참다 더 이상 참지 못해 오는 분들까지 천태만상이다.

통증 때문에 병원을 찾다 보니 통증이 사라지면 다 나은 것으로 착각하는 환자가 많다. 그런데 통증만 없으면 더 이상 치료를 받지 않아도 된다는 생각은 매우 위험하다. 디스크가 터진 정도와 통증은 일치하지 않기 때문이다. 많이 터졌어도 통증이 없을 수 있고, 그렇게 많이 터지지 않았는데 통증이 심할 수도 있다. 왜 그런지 알려면 디스크가 터져 통증이 발생하는 과정을 살펴봐야 한다.

디스크는 수분이 많아 말랑말랑한 '수핵'과 이를 감싸고 있는 질기면서도 탄력 있는 '섬유륜'으로 구성되어 있다. 수핵은 계란 노른자처럼 디스크 가운데 얌전하게 있어야 정상이다. 그런데 어떤 이유에서든 수핵이 제자리를 지키지 않고 섬유륜을 밀고 삐져나와 신경을 누르면 통증이 발생한다. 상태가 더 나빠져 아예 디스크가 터져 수핵이 흘러나올 수도 있다.

디스크가 터지지 않고 수핵이 삐져나오기만 해도 문제인데, 아예 터져 흘러나오면 상태가 아주 심각하다. 흘러나온 수핵이 척추신경을 누르면 그 자체로도 통증이 생기며 눌린 척추신경이 붓고 염증이 생기면 통증은 더 극심해진다.

하지만 디스크가 터졌어도 꼭 극심한 통증이 동반되는 것은 아니다. 디스크가 어느 쪽 방향으로 터졌는가에 따라 통증이 없을 수 있고, 나타나는 양상이 다를 수도 있다.

수핵이 가운데로 튀어나오면 신경이 피할 수 있는 공간 자체가 많아 다리 부분의 신경을 지배하는 가지신경을 덜 압박해 환자는 주로 허리 통증만 호소하게 된다. 반면 수핵이 왼쪽 혹은 오른쪽으로 돌출돼 좁은 공간에서 가지신경을 압박하면 허리보다 다리가 더 아플 수 있다. 많은 환자가 "허리디스크라고 하는데 허리는 별로 아프지 않고 다리만 아픈 게 이상하다"고 호소하는데, 이는 수핵이 터진

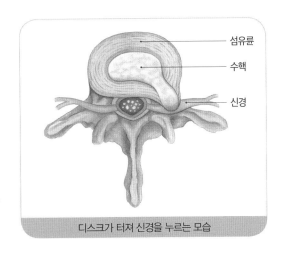

섬유륜
수핵
신경

디스크가 터져 신경을 누르는 모습

방향이 다리로 가는 가지신경 골목을 정확하게 눌렀기 때문이다.

　일반적으로 디스크는 척추신경이 지나가는 등 쪽으로 터지기 쉽다. 일상생활을 하다 보면 허리를 뒤로 젖히는 것보다 구부리는 경우가 훨씬 많아 등 쪽 디스크에 부하가 많이 걸리기 때문이다. 그런데 가끔 앞으로 터지는 경우가 있다. 이런 경우 배 쪽으로는 신경이 지나가지 않기 때문에 디스크가 터져도 통증을 느끼지 않는다.

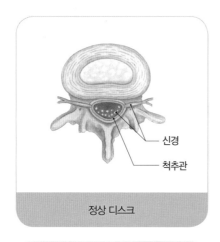

신경
척추관

정상 디스크

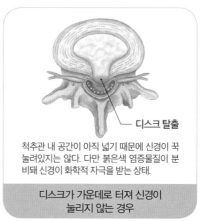

디스크 탈출

척추관 내 공간이 아직 넓기 때문에 신경이 꾹 눌려있지는 않다. 다만 붉은색 염증물질이 분비돼 신경이 화학적 자극을 받는 상태.

디스크가 가운데로 터져 신경이
눌리지 않는 경우

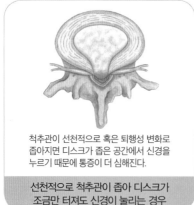

척추관이 선천적으로 혹은 퇴행성 변화로 좁아지면 디스크가 좁은 공간에서 신경을 누르기 때문에 통증이 더 심해진다.

선천적으로 척추관이 좁아 디스크가
조금만 터져도 신경이 눌리는 경우

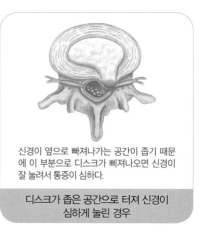

신경이 옆으로 빠져나가는 공간이 좁기 때문에 이 부분으로 디스크가 삐져나오면 신경이 잘 눌려서 통증이 심하다.

디스크가 좁은 공간으로 터져 신경이
심하게 눌린 경우

또한 디스크가 터졌어도 흘러나온 수핵의 양이 많지 않으면 통증이 없을 수 있다. 디스크 주변 공간은 생각보다 넓어 디스크가 터진다고 바로 척추신경을 누르는 것은 아니기 때문이다. 만약 터진 정도가 약한데도 통증이 있다면 그건 섬유륜이 찢어지면서 생긴 염증으로 인한 것이다. 또한 수핵이 신경을 누르지 않더라도 흘러나오면서 신경을 화학적으로 자극해 통증이 생기기도 한다.

이처럼 통증은 다양한 원인으로 발생하고, 통증과 디스크의 심각성은 비례하지 않는다. 그럼에도 통증이 없다고 안심하거나 치료를 받다가도 통증이 사라졌다고 다 나은 것으로 착각해 치료를 중단하는 분들이 많다.

통증이 없어져도 원인이 그대로 남아있으면 허리디스크는 계속 진행한다. 약해진 섬유륜을 뚫고 더 많은 수핵이 흘러나오고, 신경을 더 많이 누르면서 통증이 재발한다. 그때 반짝 다시 통증치료를 하고 통증이 사라지면 멈추기를 반복하는 동안 디스크는 점점 더 악화돼 결국 초기 통증과는 비교도 할 수 없는 심각한 통증에 시달리게 된다. 그런 불상사를 막으려면 통증만 쫓으면 안 된다. 통증의 정도에 따라 치료를 하고 안 하고를 결정하지 말고, 디스크의 상태를 파악하고 그에 준한 치료를 해야 재발과 악화의 악순환에서 벗어날 수 있다.

통증은 개인차가 심하다

똑같이 디스크가 터졌는데도 어떤 사람은 엄청난 통증을 호소하고, 어떤 사람은 통증을 잘 못 느끼기도 한다. 이것은 터진 방향이나 흘러나온 수핵의 양이 달라서가 아니라

순전히 개인차 때문이다. 사람에 따라 유독 통증에 민감한 사람들이 있다. 워낙 염증이 잘 생기는 체질이거나 신경 자체의 감수성이 남보다 예민한 분들이 주로 그렇다. 이런 분들은 그렇게까지 디스크 상태가 심각하지 않은데도 당장 숨이 넘어갈 것처럼 고통스러워하기도 한다.

디스크를 치료하는 입장에서 보면 통증에 민감한 편이 낫다. 통증을 잘 못 느끼거나 경미하게 느끼는 분들은 디스크가 상당히 진행될 때까지 심각성을 느끼지 못해 적절한 치료시기를 놓치는 경우가 많기 때문이다.

대개 통증에 둔감한 환자들은 허리가 가끔 뻐근해서 검사 차 왔다며 대수롭지 않게 병원 문을 두드린다.

"가끔 허리가 뻐근하기는 했지만 지금까지 심하게 아파본 적이 없어요. 그냥 온 김에 검사나 받아보려고요."

호언장담하며 검사를 받는데 의외로 상태가 나쁜 경우가 많다. 심하게 아파본 적이 없다는데, 이미 디스크가 말기까지 진행돼 신경을 누르고 있는 것을 모르고 살았던 것이다. 급성디스크가 아니라면 디스크가 한꺼번에 불쑥 튀어나오지 않는다. 몇 mm 정도 1, 2년 지나면 또 몇 mm 튀어나오는 식으로 진행되는데, 워낙 조금씩 튀어나와 통증에 둔한 분들은 잘 느끼지 못한다. 그러다 말기에 와서 신경을 꽉 눌러버리면 그제야 극심한 통증을 호소하며 허겁지겁 병원을 찾는다.

반대로 허리 통증으로 들것에 실려 오면 환자와 보호자는 디스크가 심각할 것이라고 판단하는데 생각보다 상태가 나쁘지 않은 경우가 종종 있다. 주로 디스크 주변 염증에 대한 신경 감수성이 높아 디스크는 아주 경미한데 꼼짝도 못 하는 그런 분들이다. 이런 분들은 치료에 대한 반응이 빨라 금방 회복되지만 통증만 치료하고 디스크 진행을 막는 것에 신경 쓰지 않으면 다시 실려 오는 경우도 많다.

디스크 초기에는 디스크가 많이 손상되지 않은 상태여서 치료도 잘 되고 통증도 깨끗하게 좋아진다. 그런데 디스크가 진행될 대로 진행된 상태에서는 이미 디스크가 많이 손상돼 치료를 하더라도 잘 낫지 않고 후유증이 남는다.

어떤 경우에도 통증의 정도와 디스크의 진행 정도를 동일시하면 안 된다. 한 번 통증이 심하게 왔다고 바로 병원을 찾을 것까지야 없지만 통증의 정도와 상관없이 지속적으로 통증이 느껴지거나 약한 통증이라도 반복해서 나타나면 병원을 찾아 디스크가 원인인지 검사를 받아보는 것이 좋다. 막연히 괜찮겠거니 생각하지 말고 검사를 통해 정확한 상태를 파악하고, 전문의의 조언을 들으면서 적절한 치료를 하는 것이 건강한 디스크를 유지하는 지름길이다.

왜 허리가 아프지?
파스 붙이면 괜찮겠지 뭐

디스크,
가만히 있어도
흡수된다?

자연치유,
희망이
아니라
현실이다

가만히 있어도 정말 터진 디스크가 흡수될 수 있을까? 치료를 해도 그때뿐이고 재발이 반복되어 오랫동안 고생했던 디스크 환자들에게는 꿈같은 이야기일 것이다. 치료를 받아도 잘 낫지 않는데 가만히 있어도 디스크가 흡수된다니, 믿기 어려운 것이 당연하다.

하지만 꿈이 아니다. 이미 수술하지 않아도 터진 디스크가 흡수될 수 있다는 것은 의학적으로 증명된 상태이다. 일본의 고모리 박사의 연구가 대표적인 증거 중 하나다. 고모리 박사는 허리디스크로 허리 통증을 앓고 있는 환자 77명을 대상으로 통증 발생 직후 MRI를 찍고, 수개월 후 다시 MRI를 찍어 디스크의 상태를 비교했다. 모두 수술하지 않고 통증을 줄이는 치료만 하면서 경과를 추적 관찰한 것이다.

결과는 놀라웠다. 77명의 환자 중 49명(63.7%)에게서 탈출된 디스크가 저절로 줄어든 것이 발견되었다. 더욱더 놀라운 것은 77명 중 10명(13%)은 아예 탈출된 디스크가 흔적도 없이 사라졌다는 것이었다.

디스크가 탈출된 상황은 허리디스크의 제일 마지막 단계로 매우 심각한 상태임을 의미한다. 대부분 수술 외에는 방법이 없다고 생각하는 단계인데도 수술하지 않고 저절로 나았다는 고모리 박사의 연구결과는 큰 파장을 일으켰다.

멀리 갈 것도 없이 자생한방병원을 찾는 환자들만 봐도 허리디스크가 얼마든지 자연치유가 가능하다는 것을 알 수 있다. 통증 때문에 잘 걷지도 못하는 사람이 몇 달 후 MRI를 찍어보면 돌출되거나 탈출했던 디스크가 많이 줄었거나 아예 없어진 경우가 아주 흔하다.

그럼에도 불구하고 자연치유를 믿지 못하는 사람들이 아직 존재하는 것은 허리디스크 환자 모두가 100% 자연치유할 수 있는 것은 아니기 때문이다. 드물지만 소수의 사람은 그냥 두면 증상이 더 악화되면서 고통받는다. 이런 사람들이 통증을 치료하기 위해 지출하는 의료비는 상당한 수준이다.

하지만 대부분의 사람은 어느 정도 시간이 지나면 다 좋아진다. 사실 자연치유가 안 되는 사람들도 근본적으로 불가능하다기보다는 자연치유를 믿지 못하고 자꾸 손상된 디스크에 손을 대기 때문에 더 악화되는 것이다. 우리 몸의 자생력을 믿고 가만히 놔두면 시간이 지나면서 충분히 좋아질 수 있다.

어떻게 탈출된 디스크가 저절로 없어질까?

탈출된 디스크를 수술로 잘라내는 것도 아닌데 정말 저절로 없어질 수 있을까? 우리 몸은 스스로를 치유할 수 있는 능력이 있다. 이를 자생력 혹은 자연치유력이라 한다. 이 능력은 허리디스크가 발병했을 때도 어김없이 발휘된다.

탈출된 디스크가 없어졌다는 것은 섬유륜이 찢어져 흘러나온 수핵이 흡수되었다는 의미다. 수핵이 흡수되는 과정을 이해하면 왜 허리디스크 자연치유가 가능한지 이해할 수 있다.

우리 몸에는 해로운 세균이나 바이러스, 염증 세포, 이물질 등 각종 질병을 일으키는 나쁜 물질을 먹어치우는 대식세포가 있다. 이 대식세포 덕분에 끊임없이 질병을 일으키는 나쁜 물질들의 공격을 받으면서도 건강을 유지할 수 있는 것이다.

디스크가 삐져나오거나 터져서 신경을 누르면 대식세포는 즉각 전투준비에 들어간다. 그리고 디스크가 터져 흘러나온 수핵을 적으로 간주해 위험하다고 판단하고 닥치는 대로 먹어치운다. 그래서 수핵이 줄면서 신경을 눌렀던 디스크가 줄어들게 되는 것이다.

디스크가 삐져나오기만 해도 대식세포는 먹어치우려 든다. 하지만 수핵 바깥을 싸고 있는 섬유륜 때문에 마음껏 먹어치우기가 어렵다. 디스크가 터져 탈출되었을 때 더 빠르게 흡수되는 이유가 여기에 있다. 섬유륜이 아예 찢어져 있으면 대식세포가 거침없이 수핵을 먹을 수 있는데, 섬유륜이 가로막고 있으면 아무래도 대식세포의 공격력이 약해져 상대적으로 흡수되는데 시간이 더 많이 걸리는 것이다.

흡수되는 시간의 차이만 있을 뿐 디스크가 돌출되었든, 탈출되었든 터진 디스크는 흡수될 수 있다. 이는 수술이나 시술 등으로 삐져나온 디스크를 없애지 않아도 자연치유가 된다는 것을 의미한다. 그러니 설령 허리디스크로 통증이 심해도 성급하

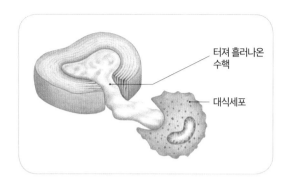

터져 흘러나온 수핵

대식세포

게 수술하지 말고 우리 몸이 스스로 망가진 디스크를 회복할 수 있도록 충분한 시간을 줄 필요가 있다.

자연치유를 돕는 치료는 필요하다

한 가지 분명히 짚고 넘어가야 할 것이 있다. 디스크를 가만히 놔둔다고 하면 아무것도 하지 않고 마냥 자연치유될 때까지 기다린다고 이해하는 환자가 많은데, 그건 아니다. 허리디스크는 대부분 심각한 통증을 동반하기 때문에 무조건 가만히 놔둘 수도 없다. 최소한 통증이 완화되어야 견딜 수 있다.

통증을 줄이는 방법은 양방과 한방이 다르다. 양방은 강력한 진통제인 스테로이드를 주사하거나 물리치료로 통증을 완화시킨다. 하지만 효과가 크지 않은 경우가 많다. 또 효과는 둘째 치고 일부 치료들은 장기적으로 보면 오히려 디스크를 더 망가뜨리기도 한다.

최근 〈뉴잉글랜드 저널오브 메디슨(NEJM)〉이라는 세계 최고 권위를

자랑하는 저널에 실린, 디스크와 유사한 구조물인 무릎 연골에 있어 스테로이드 주사에 관한 연구결과가 흥미롭다. 연구팀은 환자군을 둘로 나눈 다음 한쪽에는 강력한 스테로이드를 주사하고, 다른 한쪽에는 순수한 맹물을 투여했다. 2년에 9회를 주사했는데, 환자들이 느끼는 무릎 통증의 정도는 양쪽 모두 비슷한 수준이었다.

문제는 연골의 손상 속도였다. 이론대로라면 연골은 스테로이드의 항염증 작용이 있으니 기다리면 손상된 연골이 회복되고, 닳아 없어지는 속도가 늦춰져야 한다. 그런데 2년 동안 관절연골이 손상된 정도는 스테로이드를 주사한 쪽이 더 컸다. 맹물을 주사한 쪽보다 스테로이드를 주사한

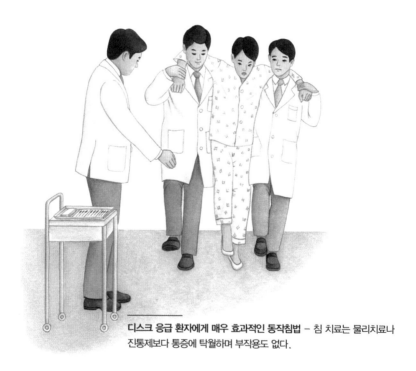

디스크 응급 환자에게 매우 효과적인 동작침법 – 침 치료는 물리치료나 진통제보다 통증에 탁월하며 부작용도 없다.

쪽에서 진통 효과도 없었고, 더 빠른 속도로 관절이 닳아 망가졌다는 얘기다. 이는 허리디스크의 예시는 아니지만 무릎 연골과 허리디스크 모두 충격을 흡수해주는 비슷한 구조물로 되어있기 때문에 허리디스크에서도 같은 결과가 나올 것이라고 충분히 추론할 수 있다.

통증 조절 효과만 봐도 양방에서 많이 사용하는 진통제나 물리치료가 큰 효과가 없다는 연구결과가 많다. 진통제나 물리치료보다는 한방의 침 치료가 더 효과적이라는 연구결과도 있다. 허리 통증 환자를 둘로 나누어 한 팀은 진통제나 물리치료를 하고, 다른 한 팀은 침 치료를 했는데, 침 치료를 받은 환자들이 훨씬 통증치료가 잘 된 것이다. 심지어는 침을 몸에 찔러 넣지 않고 피부표면에 침처럼 날카로운 자극만 주는 치료(플라세보침)도 물리치료와 진통제를 투여한 군보다 효과가 좋았다. 이 연구는 통증 분야의 가장 권위 있는 〈PAIN〉이란 국제저널에 연구결과로 발표되었다.

가만히 놔둔다는 것을 잘못 이해해 억지로 통증을 참을 필요는 없다. 통증을 줄이면서 기다려야 자연치유도 효과적으로 할 수 있다. 통증을 줄이는 방법은 여러 가지지만 침 치료처럼 효과가 뛰어나면서도 디스크에 추가적인 손상을 입히지 않는 방법으로 치료할 것을 권한다.

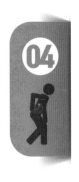

04 수술했던 디스크가 재발하면 재수술을 해야 한다?

디스크는
칼을
댈수록
약해진다

최태민(남성, 45세) 씨는 4년 전 다리가 너무 아파 병원을 찾았다. 병원에서는 검사 결과 요추 4번과 5번 사이 디스크에 문제가 생겼다며 수술을 권했다.

"수술하면 정말 괜찮아지는 거죠? 다시 재발하지는 않을까요?"

"수술이 잘 되면 재발할 확률은 5% 이내예요. 너무 걱정하지 않으셔도 됩니다."

최 씨는 의사의 말에 안심하고 수술을 결심했다. 수술 후 몇 년은 아무 문제 없이 잘 살았는데, 1년 전부터 다시 허리와 다리가 아파오기 시작했다. 수술하면 깨끗하게 나을 줄 알았는데, 또 아프니 여간 당황스러운 게 아니었다. 다시 병원을 찾았더니 원래 수술했던 부위는 괜찮은데, 그 아래 5번과 6번 사이 디스크가 삐져나왔다며 재수술을 권했다. 최 씨는 기껏 수술해도 4년이 채 안 돼 재발하는데, 또 수술해야 하나 깊은 고민에 빠졌고, 재수술 대신 한방 치료를 해보겠다며 자생한방병원을 찾았다.

많은 디스크 환자가 완치를 기대하며 수술대에 오른다. 통증을 일으키는 삐져나온 디스크를 깔끔하게 없애면 통증도 없어지고, 디스크도 건강해지리라 믿는다. 하지만 이는 큰 착각이다. 수술을 하면 당장은 통증이 없어 다 나은 것 같지만 사실 척추와 디스크는 더 약해졌다고 봐야 한다.

디스크 수술은 대개 삐져나와 신경을 누르는 디스크를 제거하는 치료법이다. 삐져나온 디스크를 제거하려면 어쩔 수 없이 척추 뼈에 구멍을 내거나 일부를 잘라야 한다. 그래야 문제가 생긴 디스크 부위를 잘 볼 수 있고, 잘라내기도 쉽기 때문이다. 그뿐만 아니다. 삐져나온 디스크만 정확히 잘라낼 수 있다면 좋겠지만 그럴 수가 없다. 디스크를 둘러싸고 있는 근육이나 인대도 함께 잘려나간다.

물론 시간이 지나면 상처는 아문다. 하지만 100% 회복되리란 보장이 없다. 또 수술로 상처가 난 근육이나 인대가 잘 아물지 못하고 유착되면 디스크를 단단히 잡아주지 못해 또다시 디스크가 재발할 위험이 커진다. 게다가 수술하기 위해 구멍이 뚫리거나 일부 조각이 잘린 척추 뼈는 더 말할 것도 없다.

디스크가 삐져나왔다는 것은 이미 고유의 기능을 제대로 하지 못하게 되었다는 것을 의미한다. 게다가 삐져나온 디스크를 자르면 더 약해지기 때문에 주변 근육과 인대가 예전보다 단단하게 잡아주어야 하는데, 수술로 근육과 인대마저 약해졌으니 디스크가 점점 더 나빠질 수밖에 없다.

이처럼 수술은 디스크를 근본적으로 치료하지도 못할뿐더러, 오히려 더 약하게 만든다. 그런데 디스크가 재발했다고 재수술을 한다면 어떻게 될까? 또다시 척추 뼈와 근육, 인대를 건드려 헤집어 놓을 수밖에 없고, 그만큼 척추와 디스크는 더 약해질 것이다.

재수술의 예후도 좋지 않다. 수술을 거듭할수록 성공 가능성은 점점 낮아지는데 처음 수술할 때의 성공 확률이 70~80%라면 재수술의 성공 확률은 50%로 확 줄어든다. 세 번째 수술은 더 줄어 30%가 채 안 된다. 성공 확률이 낮다는 것은 재발할 확률이 높다는 것이다. 수술이 잘 될 가능성은 적고 두 번, 세 번 수술하는 동안 척추와 디스크는 더 망가질 수밖에 없기 때문에 디스크가 재발하면 더욱더 신중하게 치료법을 고민해야 한다.

시술도 수술이다

"재수술하기 싫다고 했더니 병원에서 시술을 권하더군요. 비수술 치료라 안전하고 회복도 빠르다던데 시술을 받으면 괜찮겠지요?"

요즘에는 양방 병원에서도 무턱대고 수술을 권하지 않는다. 수술하기 전에 비수술 치료부터 먼저 하고 정 안 되면 수술하자고 한다. 양방에서 말하는 비수술 치료에는 시술도 포함된다. 시술이라고 표현하는 것 중에도 수술처럼 피부를 절개하지 않을 뿐이지 작은 구멍을 뚫고 내시경을 넣어 시술하거나 고주파를 이용해 치료하는 시술이 있다.

피부를 크게 절개하지 않으니 상처가 작아 회복이 빠를 것 같지만 실제로는 그렇지 않다. 구멍을 내고 내시경을 넣어 삐져나온 디스크를 없애

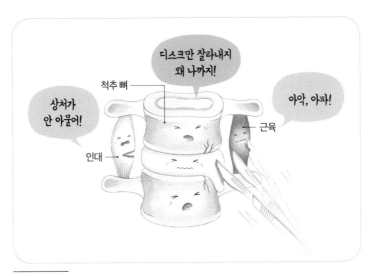

삐져나온 디스크를 수술하려면 뼈, 근육, 인대가 손상되기 쉽다.

든, 디스크에 달라붙어 있는 신경을 떼어내든 불가피하게 디스크 주변의 인대나 근육에까지 상처를 낼 가능성이 크다. 고주파 시술의 경우도 삐져나온 디스크에만 정확하게 고주파를 쏘아 태워 없애기가 어렵다. 따라서 전체 디스크에 고주파를 쏘아 마치 관자를 굽듯이 디스크를 졸아들게 해서 튀어나온 디스크의 압박을 줄이려고 하는데, 이는 디스크의 퇴행성을 가속화시키는 치료방법이어서 디스크 자체를 더 약하게 만들 수 있다. 심지어는 작은 구멍을 내고 내시경을 통해 환부를 보면 시야가 잘 확보가 되지 않아 주변을 더 많이 손상시키기도 한다.

　시술과 수술은 절개를 하느냐, 구멍을 내느냐의 차이 외에는 기본적인 치료방법이 동일하다고 봐도 무방하다. 둘 다 디스크와 주변 구조물에 비가역적인, 즉 다시 원래대로 되돌릴 수 없는 상처를 남긴다는 것이다. 또 수술에 비해 시술이 안전하다는 근거도 없다. 시술 역시 수술처럼 척추와 디스크 및 그 주변 구조물에 손상을 입혀 퇴행을 가속화시킨다.

상당수의 시술은 비수술 치료보다는 수술에 가깝다. 비수술 치료는 반드시 디스크에 비가역적인 손상을 입히지 않는 치료를 일컫는 것으로 바꿔서 불려야 한다. 시술을 비수술 치료로 알고 가뜩이나 재발해 약해진 디스크를 더 망가뜨리지 않기를 바란다.

한방 비수술 치료가 답이다

한 번 수술한 디스크가 재발하면 또다시 수술하기보다는 비수술 치료를 하는 것이 좋다. 이미 수술로 약해진 디스크에 또 칼을 대면 더 약해질 가능성이 크기 때문이다.

비수술 치료는 양방과 한방의 내용이 다르다. 양방의 비수술 치료가 물리치료, 약물치료, 주사치료 및 시술을 포함하는 것이라면 한방의 비수술 치료는 침, 한약, 약침, 추나요법이 주이다. 한방에서는 수술을 하지 않으니 한방 치료 전부가 비수술 치료라 보는 것이 맞다.

한방 치료는 어떤 경우에도 디스크에 비가역적인 손상을 입히지 않는다는 것이 장점이며 치료 효과도 좋다. 자생한방병원에서는 2011년부터 2014년까지 척추수술 후 실패증후군 환자 120명을 모집해 16주간 한방통합치료(한약, 침, 전침, 봉약침, 추나)를 시행한 다음 경과를 조사해 보았다.

모집 환자는 주로 척추수술 후 지속적인 통증을 호소하거나 1년 이내에 재발된 환자로 요통이나 하지 통증이 심한 환자들이었다. 통증의 정도는 VAS(Visual analogue scale)를 이용해 측정했다. 이는 통증의 정도를 눈으로 볼 수 있는 척도표에 표시하는 방법으로 보통 통증이 없을 때를 0, 죽을 것 같은 심한 통증을 10으로 놓고 자신의 통증이 그중 어디에 해당하는지를 체크하는 것이다. 처음 실험을 시작했을 때 환자들이 측정한 통증은 6 이상이었다. 치료를 끝낸 후 대부분 요통과 하지 통증의 VAS가 호전되었고, 절반 이상 통증이 감소한 환자가 80명(66.7%)에 달했다. 그리고 1년 후 경과 조사에서 80%의 환자들이 통증과 기능장애가 호전된 상태로 나타났음을 보고했다.

이는 상당히 훌륭한 치료결과이다. 척추수술 후 실패 환자는 수술 후에도 통증이 줄어들지 않는 난치성 허리 통증 환자들이다. 많은 연구에서도 보고했듯이 이런 환자들은 진통제, 주사, 물리치료와 같은 양방통합치료로도 통증이 약 10% 정도만 호전되는 것으로 알려져 있다. 그래서 척수를 전기로 마취시켜 통증을 경감하는 척수자극장치를 평생 삽입하는 수술을 하기도 하는데, 이 수술도 50% 정도만 통증이 경감되면 성공한 것으로 본다. 이 연구결과는 SCI(E)급 미국공공도서관 저널인 〈플로스원(Plos one)〉에 게재되었다.

치료 효과도 효과지만 양방과 한방은 목표 자체가 다르다. 양방 치료는 원인보다는 결과를 치료하는 데 목표를 둔다. 신경이 눌려 염증이 생기면 염증을 가라앉히는 소염진통제를 투여하고, 디스크가 삐져나와 있으면 잘라내는 식이다. 허리디스크가 발생한 근본적인 원인은 그대로 둔 채 결과만을 치료하니 재발의 불씨는 여전히 남아있는 셈이다.

반면 한방은 원인 치료를 하는 것이 목표다. 디스크가 생기는 이유는 무엇일까? 갑작스럽게 디스크가 튀어나온 것일까? 아니다. 잘못된 자세를 취하면 비정상적인 압력이 디스크에 가해진다. 또한 마치 복대처럼 허리를 잡아주는 허리근육과 인대가 점점 약해지면서 디스크가 생긴다. 당장 디스크로 인한 통증을 줄여주는 것도 중요하지만 디스크의 원인을 해결하는 것도 매우 중요하다.

한방 치료에서 우선 침은 강력한 진통 효과를 발휘해 환자가 수술이나 시술 없이도 통증을 견딜 수 있는 힘을 제공한다. 디스크는 시간이 지나면 대부분 자연치유되므로 통증을 줄여 나을 때까지 견디게 해주는 것이 매우 중요하다.

한약은 진통, 소염 작용도 하지만 기본적으로 디스크와 디스크 주변의 손상된 신경 회복을 촉진시키고 근육과 인대를 튼튼하게 해주는 역할을 한다. 추나요법은 틀어진 척추를 바로잡아 디스크에 실리는 부담을 줄여주고, 더 이상 나쁜 자세로 허리 통증이 발생하지 않도록 도와주는 치료법이다. 또한 약침은 신경과 디스크의 회복을 촉진시키는 한약을 허리 쪽의 경혈을 통해 깊숙이 약물을 전달하는 치료방법이다.

치료의 내용은 조금씩 달라도 한방 치료는 모두 디스크의 원인을 없애는 치료들이다. 치료 효과도 좋고 원인을 제거하니 재발할 확률도 낮은 일석이조 치료법이라 할 수 있다. 또한 수술 후 재발한 경우라면 더더욱 한방 치료가 필요하다. 더 이상 디스크를 손상시키지 않으면서 근본적인 원인을 해결해야 재발의 굴레에서 벗어날 수 있기 때문이다.

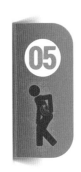

허리가 아프면
다 허리디스크일까?

**허리 통증의
원인은
다양하다**

허리가 아프면 제일 먼저 디스크를 의심하는 분들이 많다. 하지만 허리 통증을 유발하는 원인은 무척 다양하며 디스크 손상은 다양한 원인 중 하나에 불과하다. 디스크가 터져 수핵이 흘러나와 신경을 누르거나 디스크 자체에 병변이 있어 통증이 생기기도 하지만, 디스크는 멀쩡한데 디스크를 둘러싼 근육이나 인대가 손상되었어도 허리 통증이 생길 수 있다.

사실 디스크와 디스크를 둘러싸고 있는 근육과 인대는 서로 보완해주는 작용을 한다. 설령 디스크가 조금 약해도 근육과 인대가 튼튼하게 꽉 잡아주고 있으면 터질 염려가 적다. 일반적으로 디스크는 가뜩이나 부하를 견디느라 약해져 있는데, 주변 근육과 인대마저 약하거나 손상되어 잡아주지 못할 때 잘 터진다. 결국 디스크로 인한 통증은 디스크 자체만 손상된 것이 아니라 주변 근육과 인대에 문제가 생겨 제 기능을 못 할 때 생긴다고 해도 무방하다.

똑같이 허리가 아파도 통증을 유발하는 원인을 정확하게 알아내야 효과적으로 통증을 없앨 수 있다. 디스크가 터져 흘러나온 수핵이 신경을 눌러 아픈 것이라면 수핵을 흡수시켜 더 이상 신경을 누르지 않게 해야 한다. 디스크가 문제가 아니라 주변 인대와 근육이 문제라면 손상된 인대와 근육을 회복하고 강화해주는 치료를 해야 통증이 사라진다.

디스크로도, 디스크 주변의 근육과 인대가 아닌 또 다른 원인으로도 허리가 아플 수 있다. 이런 경우 증상만 보면 허리디스크와 유사한데, 이때는 허리디스크 치료를 해도 통증이 사라지지 않는다. 디스크가 원인이었다면 디스크 치료만으로 통증이 사라져야 한다. 그런데 치료를 해도 낫지 않는다는 것은 통증의 원인이 다른 데 있다는 것을 의미한다.

실제로 디스크와 증상이 유사해 디스크로 착각하는 경우가 있다. 따라서 허리가 아프다고 무조건 디스크라 단정 짓지 말고 다양한 가능성을 열어두고 통증의 원인을 찾아야 한다. 그래야 디스크로 오인해 엉뚱한 치료를 하는 우를 범하지 않는다.

증상이 허리디스크를 닮은 길랭-바레 증후군

"허리가 아프고 종아리도 터질 듯이 아파요. 걸으면 증상이 더 심해져요."

50대 중반의 여성이 어느 날 허리 및 다리 통증을 호소하며 내원했다. 허리와 다리가 동시에 아픈 증상은 지독한 감기를 앓고 난 후 1주일쯤 지나서 나타났다고 한다. 시간이 지나면 낫겠지 하고 기다리는 동안 증상이 더욱 심해져 20일 전 다른 병원을 찾아 MRI 검사를 했다. 그 결과 허리디스크 진단과 함께 수술을 권유받았다. 하지만 환자는 수술을 원하지 않아 자생한방병원을 찾았다고 했다.

MRI 영상만으로는 충분히 허리디스크를 의심할만한 상황이었다. 왜 다리에 힘이 빠지는지 원인을 알기 위해 심부건반사 검사를 했다. 심부건반사는 무릎, 팔꿈치 등 힘줄이 있는 부위를 치면 반사작용으로 근육이 수축하는 현상을 말하는데, 반응이 뚜렷하지 않았다. 바빈스키 징후는 정상이었다. 이는 발꿈치에서 발의 외측을 따라 엄지발가락까지 긁었을 때 엄지발가락이 펴지는 반응으로 척추에 이상이 있을 때 발생한다. 기타 식욕, 소화, 두통, 동공 반사 등에서도 신경학적 이상은 보이지 않았다. 근력은 정상상태보다 떨어졌지만 중력과 외력을 이겨낼 수 있는 수준이었기 때문에 보행은 가능한 상태였다. 힘이 빠지는 느낌은 통증으로 인해 힘을 주기 어려워서일 것이라 판단하였다.

전형적인 척추환자로 판단하고 입원시킨 후 약물, 침, 물리치료를 병행하였다. 그런데 둘째 날, 환자는 갑작스런 근력저하로 자가 보행이 불가하였고 마음먹은 대로 잘 움직이지 못했다. 양쪽 발이 무디고 양손 끝이 시리다고 호소하기도 했다.

그다음 셋째 날 하지 근력은 더 떨어졌다. 시간이 지날수록 상지부의 근력도 떨어지기 시작했고, 목에서 통증이 지속되었다. 경추디스크와 경추척수병증인지 감별하기 위해 경추를 MRI로 찍어보았는데, 척수신경

장애를 의심할만한 소견은 보이지 않았다. 결국 상하지 근력장애를 일으킬 수 있는 다양한 질환을 고려하고 진행성 상행성 마비, 심부건반사 소실, 선행 상기도감염 병력 등을 감안해 길랭-바레 증후군을 의심했다.

길랭-바레 증후군은 말초신경에 염증이 생겨 신경 세포의 축삭(신경 세포의 세포체에서 길게 뻗어 나온 가지)을 둘러싸고 있는 '수초'라는 절연물질이 벗겨져 발생하는 급성 마비성 질환이다. 이 환자의 경우처럼 주로 가벼운 열성 질환이나 상기도감염, 비특이성 바이러스에 감염돼 앓고 난 후 10일 전후로 갑자기 발병하는 자가면역질환이라 알려져 있다.

이 병에 걸리면 양쪽 다리부터 힘이 빠지기 시작해 위쪽으로 올라가며 근력이 떨어진다. 이를 대칭성 상행성 운동마비라 부르며, 이 외에도 심부건반사의 저하 또는 소실, 경미한 감각 이상이 나타난다. 일부 환자는 호흡 곤란, 혈압 및 맥박 변동 등의 자율신경 실조를 겪기도 한다.

길랭-바레 증후군과 증상이 유사한 질환은 디스크로 인한 경추척수병증을 들 수 있다. 척수병증은 디스크가 터져 척수를 압박해 신경이 비가역적으로 손상되는 질환이다. 이 질환은 사지의 감각 이상과 저림, 허약감, 하지 근력저하와 불편감으로 인한 보행 장애 등 증상이 길랭-바레 증후군과 유사하다.

이번 환자에게서는 증상이 유사해 길랭-바레 증후군을 허리디스크로 오인하기 쉬웠다. 연령대가 있는 환자분이다 보니 MRI 영상에서 디스크 소견이 보이기 쉽고, 평상시에도 허리 통증 및 다리 통증이 있었기 때문이다. 게다가 길랭-바레의 초기에는 증상이 명확하지 않기 때문에 정확한 판단이 쉽지 않았을 것이다.

하지만 증상에 있어 분명한 차이가 있다. 허리디스크는 보통 특정 신경이 지배하는 특정 근육의 힘이 빠진다. 예를 들어 오른쪽 다리로 가는 신경이 눌리면 오른쪽 다리가 저리고 아프다. 반면 길랭-바레 증후군은 특정 근육이 아닌 양쪽 다리 모두 힘이 빠지고 아픈 것이 특징이다.

만약 이 환자분이 MRI 영상에서 허리디스크가 존재한다고 성급하게 수술을 결정했다면 어떤 일이 벌어졌을까? 이 환자분의 가장 큰 행운은 수술을 지연시켜서 질병의 경과를 관찰할 기회를 얻었고, 그로 인해 허리디스크와 구별되는 진짜 질환을 발견한 것이다.

이처럼 흔히 보는 허리디스크 증상도 다른 여러 가지 잘 알지 못하는 질환과 감별해야 한다. 이 환자의 케이스는 성급한 수술 및 진단이 일으킬 수 있는 폐해를 경고하고 있기 때문에 해외학술저널에 소개되었고, 많은 의료인에게 교훈을 주고 있다.

이상근증후군과 동맥경화, 또 다른 요통의 주범

디스크가 원인이 아니면서 허리디스크와 유사한 병 중 가장 흔한 것이 있다. 바로 '이상근증후군'이다. 이상근은 천골(꼬리뼈)에서 대퇴골에 붙어 고관절을 움직이게 하는 근육을 말한다. 그런데 하필이면 이 근육 바로 밑 혹은 근육 사이로 다리의 감각을 지배하는 좌골신경이 지나간다. 이 이상근이 좌골신경을 압박하면 엉덩이와 허벅지 뒤쪽, 때로는 종아리와 발까지 아프고 감각이 이상해지는 증상이 나타나는데, 이를 '이상근증후군'이라 한다.

이상근증후군은 이상근이 비정상적으로 두꺼워지거나 염증이 생겼을 때 또는 심하게 이상근이 수축되어 좌골신경을 압박할 때나 골반이나 엉덩이를 다쳤을 때 생기는 병으로 넓게 보면 좌골신경통 중의 하나이다. 주로 엉덩이와 허벅지 뒤쪽이 쑤시고 아프지만 엉덩이부터 허벅지, 다리, 종아리까지 통증이 뻗치기도 해서 허리디스크와 착각하기 쉽다.

이상근증후군은 상당히 흔하게 발견된다. 디스크 수술을 하고도 수술은 잘 되었는데, 다리가 계속 저리고 통증이 있는 사람 중 상당수가 이상근증후군에 해당한다. 엉덩이 쪽의 이상근을 지속적으로 이완시키고 재활운동을 통해 강화시키지 않으면 증상은 반복될 것이며, 허리 쪽 디스크를 아무리 치료해도 본질을 치료하지 않으면 끊임없이 환자들을 괴롭힐 것이다. 가장 무서운 것은 자주 반복하기 때문에 이조차도 디스크의 재발로 보고 허리 쪽에 반복적인 수술을 하는 경우도 있다는 것이다.

동맥경화와 같은 순환계 질환도 허리 통증을 유발한다. 환자들을 진료하다 보면 동맥이 막혀 허리와 다리에 통증이 생기는 경우를 많이 본다. 우리 몸의 조직과 신경은 산소와 영양분을 충분히 공급받아야 기능을 유지할 수 있는데 혈관이 막히면 산소 공급이 부족해져서 조직의 기능이 떨어지게 되고 이것이 통증으로 연결된다.

대부분 혈관이 막히게 되면 서혜부(사타구니 부위)나 다리 부위 쪽이 많이 막힌다. 이런 경우 척추관협착증과 유사한 증상을 보인다. 양쪽 발의 온도가 심하게 차이가 나고 겨울철이면 증상이 악화되기도 한다. 서혜부나 발등에 손을 갖다 대면 혈관 박동이 없어진 것을 쉽게 느낄 수 있다. 정확한 진단은 검사를 해야 할 수 있지만 아쉬운 대로 이런 방법으로 간접적으로나마 동맥경화인지 진단해보는 것도 가능하다.

요즘에는 식생활이 서구화되고 고열량, 고지방 음식들을 많이 섭취하면서 동맥경화의 발생빈도가 높아지고 있다. 생각보다 동맥경화와 같은 순환계 질환이 원인이 되어 허리나 다리 통증이 생기는 경우가 점점 많아지는 추세이므로 각별히 주의해야 한다.

당뇨병이나 말초신경염으로 허리나 다리가 아픈 경우도 많다. 말초신경염은 술을 과다하게 마시거나 당뇨병을 오랫동안 앓았을 때 손과 발등의 말초신경 기능이 저하되는 병을 말한다. 당뇨병이나 말초신경염일 경우 허리보다는 주로 다리가 아프다. 다만 허리디스크처럼 한쪽이 아픈 것이 아니라 양쪽 다리가 다 저리고 아프다고 호소하는 경우가 많다.

이처럼 허리가 아프다고 다 허리디스크는 아니다. 척추관협착증, 척추분리증 등 척추 관련 질환은 차치하더라도 증상이 허리디스크와 비슷한 질병이 꽤 있다. 다른 질병 때문에 생기는 요통은 의사의 끈기와 지혜를 더 많이 요구한다. 그럴 수밖에 없는 것이 정확한 원인을 찾아 치료하지 않으면 통증이 사라지지 않으니 허리디스크가 아니면서 요통을 일으키는 질병을 찾아 원인 치료를 해야 하기 때문이다.

통증치료가
최우선인가?

**통증치료가
전부는
아니다**
디스크 환자들은 대부분 아파야 병원을 찾는다. 갑자기 디스크가 터져 극심한 통증을 호소하며 병원을 찾는 경우도 있지만 그보다는 꽤 오랜 시간 통증에 시달리다 더 이상 견딜 수 없을 때 병원을 찾는 사람이 많다.

통증 때문에 병원을 찾다 보니 환자들의 관심사는 오직 통증이다. 어떻게든 빨리 통증을 없애달라고 호소한다. 병원도 마찬가지다. 일단 통증부터 잡고 그다음 치료에 들어간다. 통증 때문에 꼼짝도 못 하는 환자에게 통증은 그냥 두고 다른 치료부터 하자는 것은 말이 되지 않는다.

문제는 그다음이다. 많은 환자가 통증만 가라앉으면 '디스크가 나았다'고 스스로 판단하고 더 이상 치료를 하지 않아도 된다고 여긴다. 위험천만한 생각이다. 디스크는 하루아침에 발병하는 것이 아니며 오랜 시간에 걸쳐 서서히 진행되는 병이니만큼 낫는 데도 시간이 걸린다. 병원을 찾아 한두 번 치료를 받으면 통증은 금방 줄어들 수 있지만 원인은 그대로 남아있다. 원인은 그대로 있는데 통증이 없다고 방심하면 디스크는 점점 더 악화될 뿐이다.

30대 중반의 남성 환자가 허리가 뻐근하다며 내원했다. MRI를 찍어보니 디스크가 터진 것은 아니어서 통증이 심하지 않았지만 상태는 심각했다. 검게 변성된 디스크가 4개나 발견된 것이다. 수분이 많아 말랑말랑한 디스크는 흰색으로 나타나야 정상이다. 디스크가 검게 보인다는 것은 수분이 많이 빠져나가 퇴행이 되었다는 것이고, 이는 완충작용을 제대로 하지 못한다는 것을 의미한다. 사람이 활동할 때 디스크가 척추 뼈 사이에서 마찰과 충격을 줄여줘야만 하는데 퇴행한 디스크는 충격을 제대로 흡수하지 못하니 허리가 점점 약해져 통증이 심해지고 디스크가 더 튀어나가는 것은 사실 시간문제이다.

정상 MRI 사진	디스크 4개가 변성된 MRI 사진

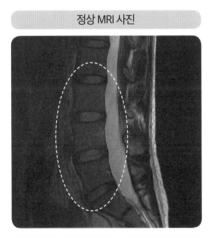 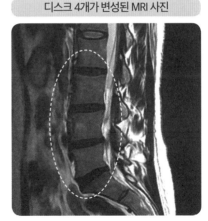

건강한 디스크(좌)와 디스크 4개가 검게 변성된 30대 남성 환자(우)의 MRI 사진

디스크가 삐져나와 신경을 누른 것이 아니어서 통증은 쉽게 가라앉았다. 2~3번 치료를 받고 금방 통증이 없어졌고, 환자는 더 이상 치료를 받고 싶어 하지 않았다. 하지만 MRI 상으로도 알 수 있듯이 환자의 상태는 디스크 하나가 삐져나온 것보다 더 심각했다. 디스크가 딱딱해져 충격을 흡수하지 못하니 디스크 탈출의 진행 속도가 빨라질 위험이 컸다. 한마디로 언제 터질지 모르는 시한폭탄 네 개를 가지고 남은 인생을 살아야 하는 것이다.

사무직에 종사했던 환자는 야근을 밥 먹듯이 하고 술도 자주 먹는다고 했다. 담배도 피우는데 스트레스를 받으면 하루에 한 갑 이상도 피운다고 했다. 일상 자체가 온통 허리디스크를 유발하는 잘못된 생활습관 투성이였다.

잠자는 시간만 빼면 거의 대부분 앉아서 생활하니 허리에 실리는 부담이 컸을 것이다. 많이 움직이지 않는 데다 흡연까지 하니 혈액순환이 잘 안 돼 디스크가 필요한 산소와 영양분을 충분히 공급받지 못했음은 물론이다. 그 결과 30대임에도 디스크가 50대 이상처럼 망가진 것이다.

그런데 당장 통증이 나았다고 위험을 무시한 채 평소대로 살면 어떻게 될까? 디스크 퇴행속도가 더 빨라져 어느 날 극심한 통증을 호소하며 병원에 실려 올지도 모를 일이다.

통증치료는 디스크 치료의 전부가 아니며 단지 시작점일 뿐이다. 디스크가 더 진행돼 또다시 통증과 마주하고 싶지 않다면 통증이 사라져도 꾸준히 관리해야 한다. 허리디스크를 유발했던 근본적인 원인이 무엇인지를 찾아내 원인을 없애려고 노력하는 것이 중요하다. 잘못된 생활습관이 문제였다면 고치려고 노력하고, 근육과 인대가 약한 것이 문제였다면 근력을 강화해주려는 시도를 해야 한다. 그래야 디스크가 더 진행되거나 재발하는 것을 막을 수 있다.

100세 시대, 디스크 관리가 더욱 중요하다

요즘에는 10~20대 중에서도 디스크로 고생하는 환자들이 많다. 김 군도 그중 하나였다. 김 군은 16세 때 격하게 운동을 하다 디스크가 터져 수술을 받았다. 비록 디스크가 터지긴 했지만 척추도 건강했고, 근육과 인대도 튼튼해 병원에서도 수술만 하면 괜찮을 것이라 장담했다. 그런데 몇 년이 채 지나지 않아 디스크가 재발해 병원에 갔더니 재수술을 권해, 또 수술을 받을 수는 없다는 생각에 자생한방병원을 찾았다.

김 군처럼 어린 나이에 허리가 아픈 환자들을 보면 마음이 착잡하다. 평균수명을 80세로만 잡아도 김 군은 약 60여 년을 부실한 허리를 갖고 살아야 한다. 물론 관리를 열심히 하면 60년도 끄떡없이 건강한 허리를 유지하며 살 수 있다. 다만 처음 디스크가 발병했을 때 수술을 하지 않았더라면 관리가 더 쉬웠을 것이다. 나이가 젊어 비수술 치료만으로도 얼마든지 치유가 되었을 텐데, 수술을 하면서 척추 뼈에 구멍을 뚫고, 근육과 인대를 끊어놓았으니 안타까울 수밖에 없다. 수술로 인한 손상은 원상복구될 수 없는 것이라 더욱 마음이 아팠다.

디스크는 발병했을 때 적절한 치료를 하는 것도 중요하지만 꾸준히 관리하는 것이 더 중요하다. 특히 만성디스크 환자일수록 더 잘 관리해야한다. 급성디스크 환자에 비해 만성디스크 환자는 통증에 둔감한 편이다. 급성디스크 환자는 상태가 그리 심각하지 않아도 처음 겪는 통증이어서 예민하게 반응한다. 반면 만성디스크 환자는 상태가 심각한데도 오랜 시간에 걸쳐 통증에 익숙해지기도 하고, 통증이 여기저기 분산돼 정작 자신은 그렇게 많이 아프다고 생각하지 않는다. 그래서 별로 신경 쓰지 않고 방치하다 손도 못 쓸 정도로 심각한 지경에 이르는 경우가 허다하다.

급성이든 만성이든 디스크가 생겼다는 것은 그때부터 꾸준히 관리해야한다는 신호나 마찬가지다. 디스크는 일종의 퇴행성 질환이다. 건강했던 사람도 나이가 들면 디스크가 늙고, 주변 인대와 근육도 노화되면서 허리가 아프기 시작한다. 따라서 지금 디스크 환자가 아니라도 최대한 오래 건강한 허리를 유지하고 싶다면 관리를 해야 한다.

허리가 아프면 삶의 질이 대폭 떨어진다. 허리가 아파 잘 걷지 못하고, 앉았다 일어서는 간단한 동작도 할 수 없다면 100세 장수시대가 그리 행복하지만은 않을 것이다. 평균수명이 예전처럼 50~60세 정도라면 모를까. 80세만 산다고 해도 50세에 디스크가 생기면 30년 이상을 허리가 아파 고생하며 살아야 한다는 것인데, 그럴 수는 없는 노릇이다. 시기를 놓치지 않고 잘 치료하고, 재발하지 않도록 할 수 있는 최선의 노력을 해야 100세 시대를 행복하게 살 수 있다.

운동을 열심히 하고, 적정한 체중을 유지해 허리에 실리는 부담을 줄여주는 것도 중요하지만 주기적으로 검사를 받아보는 것도 좋은 방법이다. 특히 만성디스크 환자는 통증이 없더라도 3년이나 5년 주기로 MRI를 찍어 상태를 확인할 것을 권한다. 아무래도 통증이 없으면 관리에 소홀해지기 마련인데, 주기적으로 상태를 확인하면 경각심을 느껴 더 열심히 관리할 수 있기 때문이다.

디스크는 관리한 만큼 건강해진다. 가장 좋은 치료는 관리라 해도 과언이 아닐 정도로 100세 시대를 건강한 허리로 행복하게 살려면 꼭 디스크 관리를 해야 한다.

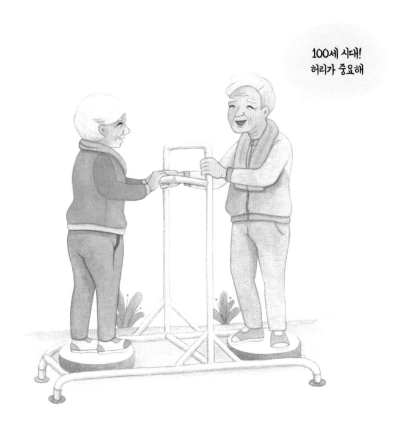

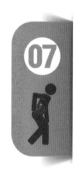

디스크는
내과질환이다?

**디스크는
내과적
질환이기도
하다**

"제 입으로 말하긴 그렇지만, 전 전형적인 강남 사모님 스타일이죠. 집에서도 걸레질 한번 제 손으로 직접 해본 적 없고, 아이도 아주머니 도움으로 다 키웠어요. 아이를 낳고 부쩍 늘어난 식욕 때문에 살이 급격히 찌긴 했지만 허리를 무리해서 쓴 적은 단 한 번도 없는데…… 제가 디스크라고요?"

언젠가 자생한방병원에 내원한 중년 여성이 왜 자신이 디스크에 걸렸는지 모르겠다며 항변했다. 디스크 진단을 받은 후 환자들이 가장 먼저 하는 것은 자신의 평소 자세나 허리 사용 습관을 돌이켜보며 나름의 원인을 추적하는 것이다.

허리디스크를 잘못된 생활습관이나 과도하게 허리를 썼을 때 허리에 부담이 가 발생하는 병으로 아는 분들이 많다. 그래서 이 환자분도 왜 한 번도 허리를 무리하게 쓴 적이 없는데 허리디스크에 걸렸냐며 의아해했던 것이다. 그리고 디스크가 근골격계 질환으로 분류되어 있어 의료계에서도 근골격계 이상만 집중적으로 살피는 경우가 많다.

하지만 디스크는 내과적 요인으로 발생하기도 한다. 위의 환자는 맛있고 기름진 음식을 즐기고, 많이 움직이지 않은 것이 원인이 되어 동맥경화가 발생했을 수 있다. 동맥경화는 디스크를 유발할 수 있는 중요한 요인이다. 이미 동맥경화와 디스크가 관련이 있다는 연구결과도 많다. 그중 가장 대표적인 것이 카플라의 연구이다.

카플라(L.I. Kauppila)는 허리의 혈액공급이 요통에 얼마나 영향을 미치는지를 연구하였다. 허리동맥 및 모세혈관이 거의 소실되거나 정상적인 기능을 하지 못한 16~80세의 사망한 환자들을 부검해본 결과, 그들의 88%가 요통으로 고통받았다는 사실을 발견하였다. 또한 같은 연령대의 허리동맥이 정상이었던 사람 중에는 22%만이 요통을 앓은 것으로 나타났다. 이는 허리동맥이 막혀 있거나 소실된 사람들이 그렇지 않은 사람보다 요통을 훨씬 더 많이 앓았다는 것을 보여준다.

동맥경화를 비롯한 심혈관계 질환은 디스크를 유발할 수 있는 내과적 요인으로 작용한다. 2015년 자생척추관절연구소에서도 한국인 23,632명을 대상으로 한 제4기 국민건강영양조사자료를 통해 만성요통을 가진 환자를 분석했는데 전체 인구 중 만성요통이 있는 환자가 16.6%인 것으로 나타난 반면 심혈관계 질환을 앓은 경험이 있는 경우 만성요통 유병률은 36.6%로 2배 이상 높은 것으로 나타났다.

이 밖에도 직·간접적으로 디스크를 유발하는 내과적 원인은 많다. 디스크의 원인을 근골격계의 문제로만 보지 말고 내과적 요인의 가능성을 열어두고 살펴야 효과적인 원인 치료를 할 수 있다.

혈관 등의 내과적 원인으로 디스크가 생겼다면 올바른 식습관을 갖는 것이 매우 중요하다. 과거에는 콜라겐 등을 보충해주기 위해서 말뼈나 도가니탕 같은 고단백 음식을 섭취해 뼈를 보강해줬지만 먹을거리가 넘치는 지금은 사정이 다르다. 이미 충분한 영양을 공급받는 현대인이 고단백 음식을 과도하게 지속적으로 섭취하면 콜레스테롤 과잉으로 동맥경화를 비롯한 심혈관질환이 생길 수 있다. 콜레스테롤을 높이고 심혈관질환을 일으킬 수 있는 고지방, 고열량 식사를 지양하고, 채소와 과일을 많이 섭취하는 것이 좋다.

디스크는 어떻게 영양분을 공급받을까?

사람이 음식을 먹어야 살 수 있듯 디스크도 영양을 공급받아야 건강을 유지하고, 손상되었을 때 스스로 회복할 수 있다. 인체 내 장기들은 혈관을 통해 필요한 영양물질을 공급받고 노폐물을 배출한다. 그런데 디스크에는 혈관이 없다. 그렇다면 어떻게 필요한 영양을 공급받는 것일까? 이 과정을 알면 왜 디스크가 내과적 질환일 수도 있는지를 이해할 수 있다. 우선 디스크의 구조부터 자세히 살펴볼 필요가 있다.

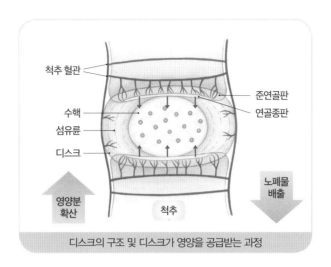

척추 혈관

준연골판
연골종판

수핵

섬유륜

디스크

노폐물
배출

영양분
확산

척추

디스크의 구조 및 디스크가 영양을 공급받는 과정

디스크(추간판)는 크게 물렁물렁한 젤 타입의 수핵과 수핵을 감싸면서 보호하는 섬유륜으로 이루어져 있다. 수핵은 충격을 잘 흡수하고, 섬유륜과 디스크 위아래에 있는 연골종판 덕분에 액체임에도 일정한 모양을 유지한다. 물풍선에 비유하면 물풍선 속에 들어 있는 물이 수핵이고, 물을 담고 있는 고무풍선은 섬유륜과 연골종판이라 생각하면 된다.

디스크에는 혈관이 없지만 섬유륜 바깥 일부와 연골종판에는 혈관이 있다. 그래서 우리 몸은 허리동맥으로부터 분리되어 나온 모세혈관을 통해 연골종판으로 혈액을 공급해주고, 연골종판과 디스크 사이의 압력 차이에 의한 확산을 통해 디스크로 영양을 공급해준다.

이처럼 디스크는 다른 신체 부위보다 복잡한 과정을 통해 영양을 공급받는다. 그런데 허리동맥에 지방이 많이 쌓여 동맥이 좁아지고 딱딱해지는 동맥경화 등의 문제가 생기면 가뜩이나 어려운 영양공급이 더 어려워질 수밖에 없다. 동맥경화뿐만 아니라 당뇨병, 고혈압 등 어떤 형태로든 혈액순환을 방해하는 내과질환은 디스크의 영양공급을 방해하고, 결과적으로 디스크를 유발하는 원인이 될 수 있다.

한방에서는 이미 오래전부터 내과적 원인에 주목하고 적절한 치료를 해왔다. 동의보감에서 허준은 고열량의 음식이 요통을 유발할 수 있음을 이미 지적했다. 동의보감에서는 원인에 따라 아홉 종류로 요통을 구분했는데 그중 하나인 습열요통(濕熱腰痛)은 기름지고 열량 높은 음식을 과다 섭취하는 잘못된 식습관에서 요통이 비롯된다고 설명한다. 과거 고려시대나 조선시대에도 풍족하게 먹으며 배를 채우던 고관대작들은 존재했고 이들이 호소하는 요통의 원인을 음식의 습하고 열한 기운에서 찾은 것이다.

오래된 한의학 문헌들을 찾아보면 이미 요통을 치료하기 위한 다양한 처방을 제시하고 있는데, 이는 만성요통을 내과적 요인에서 찾고 한약으로 다스리려 했음을 알 수 있다. 디스크가 내과적 요인에 의해서도 발생할 수 있다면 더 불안할 수도 있지만 한편으로는 디스크를 근본적으로 치료할 수 있는 기회이기도 하다. 혈관 건강을 지켜 디스크에 충분한 영양을 공급하기만 한다면 발병 위험이 낮아지고, 디스크가 생겼더라도 더 빨리 회복할 수 있을 테니까 말이다.

디스크는
자세가 나빠서
생긴다?

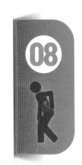

**자세는
결정적 원인이
아니다**

"디스크가 왜 생겼을까요?"

"자세가 나쁘면 디스크가 생기는 건가요?"

자생한방병원을 찾은 환자들에게 디스크가 있다고 하면 이구동성으로 그 원인을 묻는다. 당연히 원인이 궁금하겠지만 사실 '원인이 이것이다'라고 딱 잘라서 말하기가 쉽지 않다. 디스크가 워낙 다양한 요인이 복합되어 발생하는 경우가 많기 때문이다.

그럼에도 원인으로 가장 많이 거론되는 것 중 하나가 '자세'이다. 일상생활을 할 때 허리에 부담을 많이 주는 나쁜 자세를 많이 취하면 디스크가 터질 수 있다는 것이다. 실제로 10여 년 전까지만 해도 나쁜 자세로 생활하는 잘못된 생활습관이 디스크의 주요 원인으로 지목되었다.

하지만 최근에는 평소의 나쁜 자세가 디스크의 결정적인 원인은 아니라는 의견이 점점 확산되고 있다. 똑같이 10시간씩 의자에 앉아 일을 하는 사무직 종사자 중에서도 어떤 사람은 디스크가 터지고, 어떤 사람은 멀쩡하다. 생전 운동 한 번 하지 않고 움직이기 싫어해 툭하면 고정된 자세로 있다고 다 디스크가 오는 것도 아니다. 반대로 디스크가 올까 봐 허리에 좋다는 자세로 생활하고 운동을 열심히 해도 디스크로 고생하는 사람들도 있다.

이처럼 자세가 디스크를 유발하는 결정적인 원인이라 하기에는 설명하기 어려운 상황이 너무나도 많다. 자세가 디스크에 영향을 미치는 것은 사실이지만 너무 자세에서만 원인을 찾다 보면 오히려 혼란스러울 수 있다. 자세가 원인이라 생각하고 열심히 좋은 자세로 생활하려 노력했는데도 차도가 없거나 디스크가 진행되면 그것만큼 허무한 일도 없을 것이다.

물론 좋은 생활습관을 유지하려는 노력은 매우 중요하다. 자세가 결정적인 원인이 아니라고 아무렇게나 생활해도 된다는 얘기는 아니다. 매에는 장사가 없다고 오랜 세월 지속적으로 부담을 주는데 당해낼 허리는 없다. 자세가 디스크의 전부는 아니지만 분명히 영향을 미치니 좋은 생활습관을 갖도록 노력해야 한다.

나쁜 자세보다 고정된 자세가 더 위험하다

디스크는 아침에 잴 때와 밤에 잴 때 크기가 다른데 압력의 차이 때문에 그렇다. 누워 있으면 디스크가 압력을 덜 받기 때문에 아침에 일어나 바로 재면 디스크가 좀 크고, 하루 종일 앉아서 일하다 밤에 재면 압력을 많이 받아서 아침보다 크기가 작다.

이처럼 디스크는 압력에 따라 줄었다 커졌다 하는데, 디스크에는 혈관이 없기 때문에 이런 과정을 통해 필요한 영양을 흡수한다. 압력을 받아 줄었다 커졌다를 반복하려면 가만히 있어서는 안 된다. 가만히 있으면 압력의 강도가 일정해 차이가 발생하지 않아 영양분을 흡수할 수 없기 때문이다.

나쁜 자세보다 고정된 자세가 더 나쁘다는 이유가 여기에 있다. 나쁜 자세라도 자주 움직여주면 디스크에 영양이 공급된다. 하지만 아무리 좋은 자세라도 장시간 같은 자세를 취하면 영양이 원활하게 공급되지 않아 디스크가 약해질 위험이 크다.

디스크에 좋은 자세와 나쁜 자세는 따로 없다. 어떤 자세든 오래 고정된 자세를 취하면 그게 나쁜 자세다. 허리에 가장 좋은 자세는 자주 자세를 바꾸어주는 것이다. 아무리 좋은 자세라도 마찬가지다. 누워 있으면 척추에 압력이 덜 가해져 편안하다. 그렇다고 계속 누워만 있으면 어떻게 될까? 디스크에 압력 차가 발생하지 않아 제대로 영양을 공급받지 못하고, 주변 근육과 인대도 굳어져 좋지 않다. 좋은 자세와 나쁜 자세를 따지기 전에 자주 움직이고, 자세를 바꿔주는 것이 허리 건강을 지키는 데 도움이 된다.

자세보다 가족력이 문제?

디스크가 중증인데도 회사 업무가 바쁘고 처리해야 할 일이 많다며 적극적으로 치료를 받지 않는 환자들이 있다. 그런가 하면 너무 걱정이 과한 분들도 있다. 이런 분들은 대부분 가족 중 디스크로 크게 고생한 사람이 있는 경우가 많다.

"저희 아버지가 디스크로 수술한 후 반평생을 온전치 못한 몸으로 사셨어요. 저도 아버지와 증상이 똑같은데 어쩌면 좋죠?"

어떻게 보면 걱정이 너무 지나친 느낌이 없지 않지만 그렇다고 아주 쓸데없는 걱정도 아니다. 디스크는 유전되는 것은 아니지만 어느 정도 가족력이 작용하는 병이기 때문이다.

한 척추전문병원에서 약 6개월 동안 척추질환으로 내원한 환자 2,500명을 대상으로 조사한 결과, 가족 중 허리병을 함께 앓는 경우가 35.8%에 달하는 것으로 나타났다. 이중 부모와 자녀가 함께 허리병을 앓는 경우도 23%나 되었다. 이 연구결과는 가족 중 디스크 환자가 있으면 그렇지 않은 사람보다 디스크가 발생할 가능성이 높다는 것을 보여준다.

가족들은 대개 체질이 비슷하며 디스크에 걸린 사람들은 태어날 때부터 척추가 구조적으로 약한 경우가 많다. 부모가 체질적으로 척추가 약하면 자녀 또한 척추가 약하게 태어날 가능성이 크다.

또한 가족들은 대체로 생활습관이 비슷하다. 같이 생활하면 서로 많이 닮는데 좋은 것은 물론 허리에 부담을 주는 나쁜 습관들도 닮기 때문에 그만큼 디스크가 발병할 위험이 커진다. 체질적으로 타고 난 척추도 약한데다 잘못된 생활습관도 비슷하니 발병 확률이 높아지는 것은 당연하다.

하지만 가족력이 있다고 지레 걱정할 필요는 없다. 타고난 허리가 약해도 열심히 노력해 튼튼하게 만들어주면 된다. 디스크에 충분한 영양이 공급될 수 있도록 혈관 관리를 잘하고, 올바른 습관으로 생활하면 디스크 위험을 대폭 줄일 수 있다.

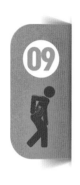

운동,
차라리 하지 마라

무리한
운동은
독이다

"허리가 아파 평소보다 더 열심히 운동을 했어요. 그런데 어찌 된 일인지 아예 움직이기도 힘들 정도로 허리가 더 아프네요. 왜 그렇죠?"

40대 남성 환자가 억울한 표정으로 호소했다. 디스크가 심하지는 않았지만 방치하면 나빠질 수 있으니 운동을 하라는 권유를 듣고 열심히 했는데 왜 더 나빠졌는지 모르겠다며 억울해했다.

디스크를 예방하고 재발을 막기 위해서는 운동이 필수다. 허리디스크를 비롯한 각종 요통으로 고생하는 사람들은 대부분 평소에 규칙적으로 운동을 하지 않는 사람들이다. 하루 종일 책상에 앉아서 일하는 사람 중 운동을 규칙적으로 하지 않는 사람의 60%가 허리 통증을 앓고 있다는 통계도 있다.

디스크는 혈관이 없기 때문에 물의 순환과 산소 공급이 스스로 이루어지지 않는다. 따라서 걷거나 허리를 자주 움직여주어야 뼈 사이에 영양분과 산소가 공급된다. 그런데 오랜 시간 동안 꼼짝도 하지 않고 앉아만 있으면 산소가 부족해져서 디스크가 쉽게 납작해지며 퇴행한다. 이런 퇴행을 예방하기 위해서는 꼭 운동을 해야 한다.

하지만 운동도 적당히 해야 약이 된다. 지나치게 무리한 운동은 오히려 척추와 주변 근육에 피로를 쌓이게 해 독이 되기 쉽다.

척추에 크게 무리를 주지 않으면서 쉽게 할 수 있는 대표적인 운동이 '걷기'다. 매일 30분씩 꾸준히 걷기만 해도 허리 건강을 지킬 수 있다. 만약 따로 시간을 내서 운동할 여유가 없다면 제자리에서 일어나 허리를 자주 흔들어주는 것도 훌륭한 운동이 된다. 허리를 흔들어주면 디스크와 디스크를 감싸고 있는 주변 인대, 그리고 연조직들이 산소를 충분히 공급받을 뿐 아니라 혈액순환도 원활해지기 때문에 디스크를 예방할 수 있다. 50분 앉아 있으면 반드시 5분 정도는 일어나서 걷거나 가볍게 허리를 흔들어주자. 가벼운 리듬에 맞추어 허리를 흔들다 보면 디스크뿐 아니라 몸도 마음도 한결 가벼워질 것이다.

물속에서 하는 운동도 좋다. 수중 걷기는 척추 구조물을 강화함과 동시에 지구력을 기르는 데 더없이 좋은 운동이다. 물이 가슴까지 잠기는 수영장에서 25m 구간을 천천히 왕복하는 것부터 시작해서 어느 정도 익숙해지면 한쪽 손을 뒤로 올린 다음 팔꿈치 부분을 반대쪽 손으로 잡은 자세를 취하고 걷는다. 50m를 힘껏 달릴 수 있을 때까지 조금씩 속도를 높여가며 강도를 조절한다.

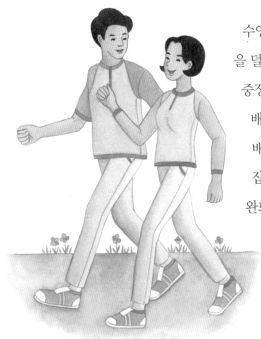

수영은 물의 완충작용과 부력이 허리의 부담을 덜어주어 관절이 손상될 위험이 없기 때문에 중장년층에 효과적인 운동이다. 그중에서도 배영과 자유형이 추천할만한 수영법이다. 배영은 가장 편하면서도 신체적으로 균형 잡힌, 누운 자세를 취하기 때문에 허리 통증 완화에 매우 효과적이다. 수영은 일주일에 두세 번, 30분 정도 하는 것이 좋다. 단 21℃ 이하의 차가운 물에서 수영하면 근육을 수축시키기 때문에 피해야 한다.

척추 건강에 좋은 운동은 다양하다. 중요한 것은 자신에게 맞는 운동을 선택하는 것이다. 운동 종목 선택이나 강도 조절에 자신이 없으면 척추 전문의와의 상담을 통해 '자신에게 맞는 운동법'을 찾을 것을 권한다.

허리가 아플 때는 운동하면 안 된다

디스크 환자가 운동을 하지 않는 것도 문제지만 빨리 낫겠다는 일념으로 너무 무리하게 운동하는 것은 더 큰 문제다. 의욕 과다형 환자 중에는 통증을 꾹 참고 운동하는 분들이 있다. 참고 운동하다 보면 어느새 통증이 느껴지지 않는다며 아플수록 더 열심히 운동을 한다.

그런데 아플 때는 운동해서는 안 된다. 평소보다 통증이 심한데 운동을 하면 근육에 손상이 생기고, 디스크가 더 악화될 수 있으므로 조심해야 한다. 통증이 어느 정도 가라앉은 다음에 운동을 시작해야 하는데 처음에는 걷기나 실내 자전거 타기 등 가벼운 운동부터 시작하고 신체가 운동에 적응된 이후에 통증이 느껴지지 않는 범위 안에서 강도와 시간을 조금씩 늘려야 안전하다.

무엇보다 자신의 상태를 고려해 운동하는 것이 중요하다. 이미 디스크가 많이 손상되어 있고, 나이가 40대 정도 되면 뼈든 인대든 퇴행이 진행된 상태다. 퇴행은 안정을 찾기 위한 과정인데 그 과정에서 평상시에 잘 안 하던 과도한 꺾기나 신전 등의 운동을 하면 디스크에 치명적인 압박을 가할 수 있다.

또한 디스크 환자들은 저마다 아픈 부위가 다르다. 급성기에는 삐져나온 디스크가 신경을 자꾸 자극해 통증이 심하다. 그래서 환자들은 최대한 통증을 덜 느끼는 자세를 스스로 찾아낸다. 대개는 누워 있어야 편한데 어떤 사람은 엎드려 있어야 편한 사람도 있다. 특이하게 누우면 디스크가 집히는 것처럼 아프다며 밤새 앉아서 자는 환자도 보았다.

이처럼 환자마다 아픈 부위도 다르고 손상된 정도도 다른데 일괄적으로 디스크에는 신전운동이 좋다, 요가가 좋다고 말할 수 없다. 자기 상태에 맞는 최적의 운동법을 찾아야 하며 디스크가 안정화되지 않은 초반에 마음대로 운동하면 더 악화될 수 있다. 운동이 독이 아닌 약이 되게 하려면 반드시 전문의와 상의해서 강도나 방법을 선택해야 한다.

2장

디스크는
왜
터질까?

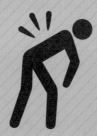

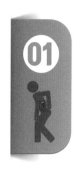

허리디스크는 숙명이다

두 발로 서는 대신 허리디스크를 얻다

네 발 동물들은 허리 때문에 고생하지 않는다. 허리 디스크를 비롯한 각종 척추질환으로 고통받는 생명체는 두 발로 걷는 사람이 유일하다고 해도 과언이 아니다. 네 발 동물의 척추 골격도 인간과 비슷하다. 차이가 있다면 네 발 동물은 척추가 수평을 유지하고, 사람의 척추는 대부분 수직을 유지한다는 것이다.

척추가 수평일 때와 수직일 때는 실리는 부하가 다르다. 네 발 동물들은 척추가 수평인 데다 네 발로 척추를 지탱하기 때문에 체중 부하가 적다. 하지만 사람은 다르다. 인간이 만물의 영장이 된 데는 직립보행이 결정적인 역할을 했다. 두 발로 서면서 두 손의 자유를 얻었고, 양손을 이용해 수많은 도구를 만들어냈기 때문에 신체적인 힘이 세지 않은데도 동물

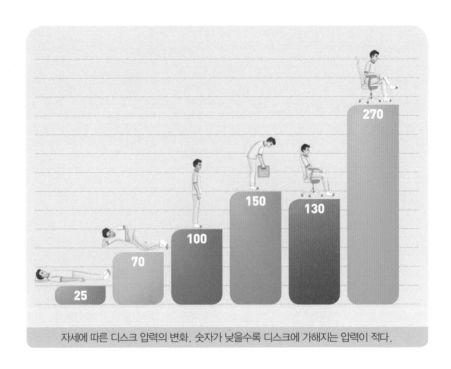

자세에 따른 디스크 압력의 변화. 숫자가 낮을수록 디스크에 가해지는 압력이 적다.

들을 제압하고 세상을 지배하게 된 것이다.

하지만 하나를 얻으면 하나를 잃는 법. 두 손을 얻는 대신 인간은 온몸의 무게를 척추로 지탱해야 하는 숙명을 짊어지게 되었다. 잠자는 시간을 제외하면 대부분의 시간에 척추를 꼿꼿이 세우고 있어야 하니 척추가 감당해야 하는 무게가 얼마나 클지 짐작이 가고도 남는다.

똑바로 서있을 때와 누워있을 때 척추에 실리는 무게는 다르다. 척추 추간판 연구의 선구자인 나셈슨은 자세에 따라 디스크의 압력이 어떻게 달라지는지를 실험했다. 그는 다양한 부하 조건에서 3번과 4번 요추 사이에 있는 디스크 내 압력을 측정하는 특수한 변환기를 고안하였다. 손상되지 않은 건강한 정상 디스크만을 검사한 결과 자세에 따라 가해지는 압력이 다름을 증명하였다. 연구결과 바로 누운 자세에서 압력이 가장 낮고, 앉아서 몸을 앞으로 구부릴 때 가장 컸다. 그 다음으로 서서 몸을 구부릴 때 압력이 컸고, 똑바로 서 있을 때는 누운 자세 다음으로 낮았다.

같은 자세라도 척추를 똑바로 세웠을 때보다 앞으로 숙였을 때 디스크에 가해지는 압력이 훨씬 컸는데 똑같이 서 있어도 그냥 서 있을 때보다 허리를 숙였을 때 압력이 1.5배 컸다. 의자에 앉아 있을 때도 상체를 뒤로 젖혔을 때보다 앞으로 숙였을 때 압력 차이가 2배를 넘었다. 또한 다리를 꼬고 몸을 앞으로 기울여 앉아 있을 때는 똑바로 서 있을 때보다 디스크가 받는 압력이 약 3배 정도 되었다.

압력을 많이 받으면 받을수록 디스크는 약해진다. 똑바로 서 있을 수만 있으면 그나마 다행이다. 현대인들은 앉아서 생활하는 시간이 길다. 의자에 바로 앉아 있을 때 디스크에 가해지는 압력은 똑바로 서 있을 때보다 1.3배가량 크다. 그러니 이래저래 인간의 척추는 하루 종일 고달플 수밖에 없고, 그만큼 허리디스크가 발생할 가능성이 큰 것이다.

경추와 요추가 특히 피곤하다

두 발로 서는 순간부터 척추는 온종일 체중을 감당하며 버텨야 하는 숙명을 안았다. 그나마 다행스러운 것은 척추가 최대한 몸무게를 지탱하고 외부의 충격을 견딜 수 있는 모양이라는 점이다.

척추는 크게 보면 경추, 흉추, 요추 및 천추-미추로

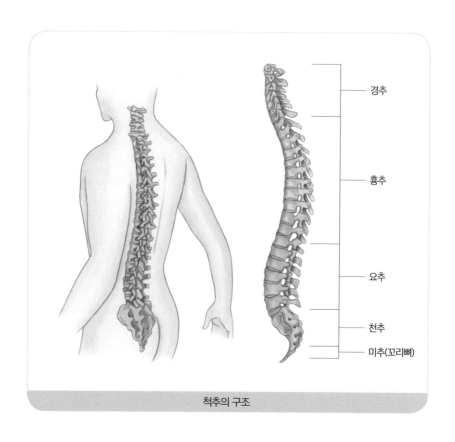

경추

흉추

요추

천추

미추(꼬리뼈)

척추의 구조

이루어져 있다. 척추를 측면에서 보면 경추와 요추 부분은 앞으로 살짝 나와 전만곡을 이루고 흉추 부분은 뒤로 살짝 나와 후만곡을 이루어 전체적으로 보면 S자 모양이 된다.

척추의 S자 모양은 스프링과 같은 효과를 낸다. 일직선보다 스프링이 더 많은 무게를 감당할 수 있는 것처럼 척추도 S자 곡선을 이룬 덕분에 그나마 실리는 체중이 골고루 분산되면서 부담을 많이 덜어준다. 결국 척추의 S라인은 척추의 건강을 담보하는 건강 곡선인 셈이다.

척추의 모양이 최대한 체중 부하를 덜 받는 S자 모양으로 되어있어도 한계가 있다. 장시간 서서 혹은 앉아서 생활하다 보면 아무리 건강한 S자 곡선을 유지해도 피로가 쌓인다. 특히 경추와 요추가 더욱 그렇다.

허리를 지탱하는 부위인 요추는 모두 다섯 개의 척추 뼈로 구성되어 있다. 요추는 체중의 70% 정도를 떠받들고 있는데 체중의 거의 대부분을 지탱해야 하는 만큼 경추나 흉추보다 뼈가 크고 굵다. 요추를 지탱해주는 주변 근육들도 아주 크다. 그럼에도 워낙 요추는 체중 부하를 많이 받는데다 움직임이 많아 손상되기도 쉽고, 퇴행성 변화도 빨리 올 수 있다. 척추 중에서도 유독 요추에 디스크가 잘 생기는 것은 결코 우연이 아니다.

요추 다음으로 디스크가 생기기 쉬운 부위가 경추이다. 경추 역시 요추만큼이나 힘들다. 누워있지 않는 한 항상 무거운 머리를 떠받들고 있어야 하고, 요추처럼 움직임도 많다. 그러다 보니 허리디스크 못지않게 목디스크도 많이 발생한다.

경추와 요추에 디스크가 많이 발생하는 것은 척추의 구조상 당연한 것이다. 아무리 좋은 자세를 취해도 원래부터 경추와 요추는 체중 부하를 가장 크게 받고 움직임이 많아 힘들 수밖에 없다. 그렇다고 올바른 자세가 필요 없다고 생각하면 곤란하다. 이미 구조 자체가 하중을 많이 받도록 되어 있는데 거기다 부담을 주는 나쁜 자세를 취하면 더 빨리 약해지고, 퇴행성 변화가 일어나기 때문이다.

척추의 숙명을 거부할 수 없다면 받아들여야 한다. 그런 다음 척추가 숙명 이상의 가혹한 고통을 받지 않도록 해야 우리 삶이 행복할 수 있다.

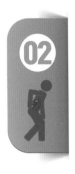

02 디스크는 하루아침에 터지지 않는다

디스크는
생각보다
튼튼하다

"글쎄요. 그냥 재채기를 심하게 했을 뿐인데 디스크가 터졌어요."

"지금껏 허리가 아픈 적이 별로 없었어요. 그런데 이불을 개서 옷장에 넣는 순간 갑자기 뜨끔하더니 그때부터 못 움직이겠더라고요."

디스크가 터져 내원한 환자들에게 물어보면 이렇게 대답하는 분들이 생각보다 많다. 환자들의 말만 들으면 아무런 문제가 없다가 어느 날 갑자기 디스크가 터진 것처럼 보인다. 하지만 디스크는 하루아침에 터질 정도로 약하지 않다.

물론 재채기를 하다가, 허리를 구부려 티슈를 줍다가 디스크가 터질 수 있다. 심지어는 잘 자고 일어났는데 느닷없이 허리가 아프기도 한다. 그래서 갑자기 디스크가 터진 것처럼 오해할 수 있지만 환자가 느끼지 못했을 뿐, 이미 아주 오래전부터 디스크가 진행되었다고 봐야 한다. 컵에 물이 찰랑찰랑하게 차면 물 한 방울만 더해도 넘칠 수 있듯이 이미 디스크가 많이 진행된 상태에서는 재채기를 하거나 허리를 굽혀 디스크에 약간의 충격을 더 주는 것만으로도 얼마든지 터질 수 있다.

실제로 갑자기 디스크가 터졌다고 하는 분들을 MRI로 찍어보면 디스크가 검게 변해있는 경우가 많다. 이는 디스크가 약해질 대로 약해진 상태라는 것을 의미한다. 개인차가 있기는 하겠지만 적어도 하루 이틀 만에 그런 상태가 되기는 불가능하다.

디스크의 구조를 살펴보자. 우리 몸의 디스크는 총 23개로 경추(목뼈) 제1, 2번을 제외한 모든 척추 뼈 사이에 존재하며 그 생김새는 팥 앙금이 들어 있는 찹쌀떡과 비슷하다. 디스크의 단면을 들여다보면 젤 타입의 수핵과, 수핵을 둥글게 감싼 섬유륜이라는 섬유질로 구성되어 있는 것을 확인할 수 있다. 수핵의 약 80%는 수분으로 이루어져 있으며, 디스크가 영양을 공급받고 노폐물을 배출하는 데 중요한 역할을 한다.

우리 몸에 디스크가 없다면 뛰거나 움직일 때마다 척추 뼈끼리 부딪치면서 마찰이 발생, 충격이 그대로 뇌에 전달될 수밖에 없다. 척추가 움직일 때마다 디스크는 운동 방향에 따라 눌리기도 하고 늘어나기도 한다. 예를 들어 앞으로 구부리는 운동을 할 때는 디스크 앞쪽이 눌리고 뒤쪽이 넓어진다. 또한 압력이 가해지면 압력을 받은 부위의 디스크는 얇아지고, 충격이 가해진 반대 방향으로 힘을 분산시키면서 충격을 완화시켜준다.

디스크의 수핵은 대부분 수분이어서 말랑말랑하지만 수핵을 둘러싸고

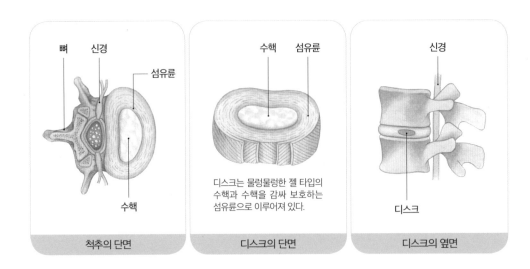

뼈 신경 섬유륜 수핵	수핵 섬유륜	신경
	디스크는 물렁물렁한 젤 타입의 수핵과 수핵을 감싸 보호하는 섬유륜으로 이루어져 있다.	디스크
척추의 단면	디스크의 단면	디스크의 옆면

있는 섬유륜은 질긴 고무와 같다. 게다가 튼튼한 인대와 근육이 디스크를 빵빵 둘러싸며 단단하게 붙잡아주기 때문에 어지간해서는 터지지 않는다.

하지만 낙숫물이 바윗돌을 뚫는 법이다. 아무리 디스크가 튼튼하고 근육과 인대로 둘러싸여 보호를 받고 있다 해도 지속적으로 압력을 받으면 서서히 약해진다. 수핵을 감싸고 있던 섬유륜이 조금씩 헐고 약해지면 결국 디스크가 삐져나오기 시작하고 급기야는 터지게 되는 것이다.

디스크가 터지지 않더라도 지속적으로 압력을 받으면 말랑말랑해야 할 수핵이 딱딱해지고, 색깔도 탁해진다. MRI 상에서 디스크가 검게 보이는 것이 이런 경우다. 딱딱해져 탄력을 잃은 수핵은 척추 뼈 사이에서 완충 작용을 해야 할 디스크 본연의 기능을 제대로 하지 못한다.

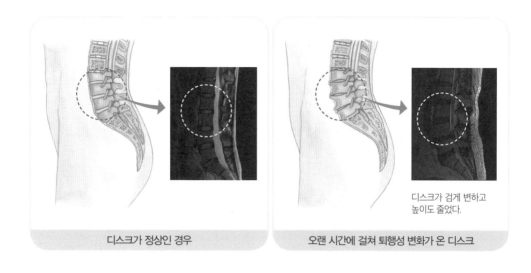

디스크가 검게 변하고
높이도 줄었다.

디스크가 정상인 경우

오랜 시간에 걸쳐 퇴행성 변화가 온 디스크

디스크가 터지는 데도 단계가 있다

디스크가 약해져 더 이상 압력을 견디지 못하는 상태가 되면 조금씩 삐져나오기 시작한다. 디스크가 삐져나와 신경을 누르면 통증을 유발하는데, 이것이 우리가 흔히 말하는 '디스크', 즉 '추간판탈출증'이다.

디스크가 삐져나와 신경을 누르기까지는 생각보다 오랜 시간이 걸린다. 다만 통증이 생길 때까지는 디스크가 삐져나와도 눈치채지 못할 뿐이다. 일단 디스크가 삐져나오기 시작하면 웬만큼 노력하지 않고서는 원상태로 돌아가기 어렵다. 다만 열심히 치료하고 관리해서 근육과 인대를 강화하면 더 이상 진행되지 않도록 할 수는 있다. 하지만 디스크를 자각하지 못하는 상태에서는 이마저도 쉽지 않기 때문에 대부분 점점 더 악화되다 결국 터지는 경우가 비일비재하다.

디스크는 대개 수핵에 있는 수분이 빠져나가는 것으로 시작한다. 건강한 정상 디스크는 MRI를 찍었을 때 하얗게 나오는데, 수핵의 수분이 빠져나간 디스크는 어둡게 보인다. 이는 아직 디스크가 찢어지지는 않았지만 탄력을 잃어 외부 충격에 쉽게 손상되며 언제든 디스크로 진행할 수 있는 잠재 위험 상태라 할 수 있다.

이 단계를 지나면 섬유륜이 약해져 뜯어지기 시작한다. 섬유륜은 한 겹이 아니라 겹겹이 쌓인 아주 질긴 조직이다. 조금 뜯어지거나 찢어진 정도로 수핵이 흘러나오지는 않지만 이 정도 되면 디스크가 본격적으로 삐져나오기 시작한다. 주로 섬유륜이 약해진 쪽으로 삐져나오는데, 이런 상태를 돌출이라 부른다.

좀 더 진행하면 섬유륜이 완전히 찢어져 수핵이 흘러나와 신경을 누른다. 신경을 누르기만 해도 통증이 생기는데, 수핵이 신경을 자극하면 통

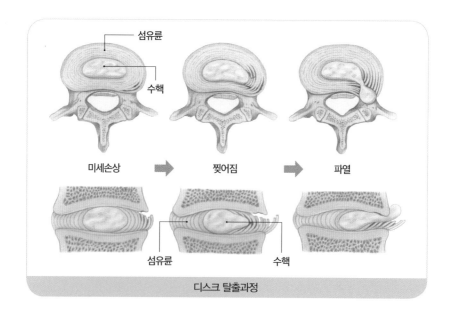

디스크 탈출과정

증이 더 심하게 느껴진다. 이런 상태를 탈출 디스크라 부르며 디스크의
말기 단계에 해당한다.

　이처럼 디스크는 시간을 두고 천천히 진행하는 병이기 때문에 어느 날
갑자기 터질 수는 없다. 오랜 시간에 걸쳐 차곡차곡 위험 요인이 쌓이다
어느 사건이 디스크를 터지게 하는 기폭제 역할을 했다고 이해하는 것이
맞다.

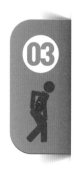

03 왜 주부들이 디스크가 더 잘 터질까?

허리를 많이 구부릴수록 디스크가 잘 터진다

얼핏 생각하면 남성이 여성보다 힘쓰는 일을 많이 하기 때문에 디스크가 손상될 위험이 더 클 것처럼 여겨진다. 하지만 실제로는 여성이 남성보다 디스크에 잘 걸린다. 디스크뿐만 아니라 관절질환도 여성이 남성보다 더 많다. 왜 그럴까?

강도 면으로만 보면 남성이 여성보다 더 힘든 일을 많이 하는 것은 사실이다. 하지만 여성, 특히 주부들은 강도는 높지 않아도 계속해서 허리를 구부렸다 폈다 하는 일을 많이 한다. 걸레질을 하거나 설거지를 할 때는 물론이고, 주부들이 집안일을 할 때의 동작을 보면 대부분 허리를 구부렸다 폈다 하는 것들이다.

허리를 자주 구부렸다 폈다 하면 디스크에 부담을 주고 손상을 입히기 마련이다. 비록 미세한 손상이라도 오랜 시간에 걸쳐 지속적으로 가해지면 디스크가 터질 수밖에 없다.

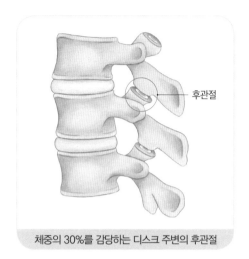

후관절

체중의 30%를 감당하는 디스크 주변의 후관절

디스크 자체가 문제가 되는 경우도 있지만 디스크 주변의 후관절에 문제가 생겨 디스크가 터지는 경우도 많다. 디스크는 충격을 흡수해 체중 부하를 줄여주는 역할을 한다. 하지만 디스크 혼자서만 그 역할을 하는 것은 아니다. 디스크가 체중의 70%를 감당한다면 나머지 30%는 후관절에서 잡아준다. 구부렸다 폈다 하는 동작은 디스크에 미세한 손상을 입힐 수 있지만 후관절이 계속 마찰되면서 닳게 될 가능성이 크다.

주부들의 무릎관절을 보면 무릎마디가 상당히 굵어져 있는 것을 볼 수 있다. 오랫동안 빨래나 청소처럼 구부렸다 펴는 동작이 많은 가사 일을 하는 동안 관절이 계속 마찰되면서 뼈들이 손상을 견디기 위해 골극(뼈 끝부분에 가시처럼 자란 뼈) 등을 만들면서 커지게 되는 것이다. 이렇게 관절에 퇴행성 변화가 일어나면 관절 기능이 현저하게 떨어지면서 관절을 보호하기 위해 주변 근육이나 조직들이 더 많은 일을 하려고 한다. 그러면서 관절이 두꺼워지는 것이다.

디스크와 함께 체중을 함께 나눠 감당해야 하는 후관절이 제 기능을 못하면 이차적으로 디스크에도 문제가 생기게 된다. 그 현상은 요통으로 나타나는데, 디스크가 원인인지 후관절이 원인인지는 X-ray 영상만으로 판단하기가 쉽지 않다. 반대로 디스크에 문제가 생겨 후관절이 닳기도 한다. 디스크가 어떤 이유에서든 수분이 빠져나가면서 납작해지면 위아래 척추 뼈는 물론 후관절이 서로 부딪쳐 마찰을 일으킨다. 그럴수록 척추 뼈와 후관절은 더욱 빨리 닳고 디스크는 더 약해지는 악순환이 되풀이된다.

　여성은 남성에 비해 관절과 근육, 인대가 약해 상대적으로 아탈구도 잘 일어난다. 탈구는 뼈가 빠지는 증상인데, 아탈구는 뼈가 완전히 빠지지는 않았는데 정상적인 위치보다 비스듬하게 빠져 있는 것을 말한다. 디스크 간격이 좁아져 후관절이 마찰을 일으키다 보면 아탈구가 발생해 척추가 약해지기 쉽다. 또한 후관절이 마찰로 닳으면서 관절이 퇴행하면 관절 자체가 두꺼워진다. 그렇게 되면 디스크 뒤쪽에 있는 신경 공간이 좁아져 디스크가 삐져나와도 좁아진 공간으로 나와서 신경을 더 압박해 증상이 심해진다. 이 상태가 더 진행되면 척추관협착증이 되는 것이다.

　원래부터 여성은 남성에 비해 뼈, 관절, 근육, 인대가 약한 데다 구부렸다 펴는 가사 일을 하는 주부는 디스크와 후관절이 더 나빠지기 쉽다. 또 갱년기에 접어들면 여성 호르몬이 줄면서 뼈도 더욱 약해지고 이래저래 아플 일이 많다.

디스크가 잘 발생하는 직업은 따로 있다

성별뿐만 아니라 직업도 디스크와 밀접한 관련이 있다. 스트레스를 많이 받고 그다지 움직이지 않는 화이트칼라, 장시간 운전하는 직업 운전기사, 무리하게 허리를 많이 써야 하는 노동자와 농부는 다른 직업군에 비해 디스크가 터질 위험이 크다.

먼저 직업 운전기사의 경우를 보도록 하자. 대부분의 운전사는 복잡한 시내 주행을 할 때 주위를 잘 살피기 위해 등받이에서 허리가 떨어져 있는 상태로 운전하는 경우가 많다. 또 긴장된 상태로 교통의 흐름을 파악해야 하므로 신경이 예민해지고 스트레스를 받을 확률이 높다. 자세 자체도 허리에 부담을 주고 스트레스 또한 허리를 긴장시키므로 그만큼 디스크가 발생할 위험이 커지는 것이다.

어느 보고에 의하면 직업 운전기사의 60% 이상이 요통으로 병원 치료를 받은 적이 있다고 한다. 직업 특성상 어쩔 수 없이 오랜 시간 앉아 있어야 하지만 가능한 한 중간중간에 시간을 내서 굳어진 허리를 풀어주는 것이 좋다. 차 밖으로 나와 가벼운 스트레칭이나 체조를 하면 좋겠지만 사정이 여의치 않다면 운전석에 앉은 채로라도 몸을 움직여 혈액순환이 잘되도록 해주어야 한다.

화이트칼라도 마찬가지다. 대부분의 시간을 앉아서 일해야 하는 직업이라 계속되는 스트레스와 과로에 의해 근육은 잠시도 편한 날이 없다. 고정된 자세로 일하다 보면 뒷목이 뻣뻣해지고 척추에도 피로가 쌓여 만성적인 요통에 시달리는 분들이 많다. 허리가 아프니 일의 능률은 떨어지고 매사에 의욕을 잃게 되어 우울증으로까지 연결되는 것을 흔히 보게 된다.

직업 특성상 허리에 부담을 줄 수 있는 요인이 많은 환경에서 일할수록 더 노력해야 한다. 자가운전 대신 대중교통을 이용해보는 것도 괜찮다. 워낙 앉아 있는 시간이 많은데, 교통수단까지 자가용을 이용하면 더 움직일 일이 없다. 가능한 한 많이 움직이고 표준 체중을 유지할 수 있도록 과식, 고지방, 고열량 음식을 섭취하지 않으려는 노력만으로도 디스크가 터질 위험은 반으로 준다.

반대로 노동자나 농부처럼 허리를 많이 쓰는 직업이라면 적절하게 허리를 쉬게 하고, 스트레칭으로 긴장된 근육을 풀어주는 것이 좋다. 특히 밭을 매는 등 장시간 구부리고 앉아 일을 하는 경우 중간중간 의식적으로 일어나 허리 스트레칭을 할 필요가 있다.

디스크가 터지는 원인은 복합적이다

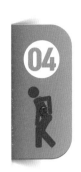

**디스크는
한 가지
원인으로
터지지 않는다**

"10년 전에 산에 갔다 심하게 굴러떨어졌는데, 그 때 이후로 자꾸 허리가 아팠어요. 그게 원인이 되어 서 지금 제 디스크가 터진 거죠?"

디스크 환자들은 이처럼 종종 어떤 상황이나 사 건이 디스크가 터진 원인이 아니냐고 묻는다. 환자 입장에서는 왜 디스크가 터졌는지 당연히 알고 싶겠지만 그리 간단히 대 답할 수 있는 문제가 아니다. 디스크는 결코 어떤 한 가지 원인만으로 터 지는 것이 아니기 때문이다.

물론 10년 전 굴러떨어지면서 다쳤던 것이 한 원인으로 작용했을 수는 있다. 떨어지면서 척추에 가해진 충격으로 디스크가 약해진 상태에서 지 속적으로 무리하게 허리를 많이 쓰거나 잘못된 자세로 허리에 계속 무리를 주었다면 디스크가 터질 가능성이 높아진다. 이처럼 10년 전 사건은 직접적인 원인이라기보다는 트리거 포인트, 즉 발생 기점 정도 역할을 했을 것으로 봐야 한다.

디스크를 터지게 하는 원인은 너무나도 많다. 다양한 원인이 서로 복합적으로 작용해 디스크를 터지게 하는 것이어서 정확하게 이러저러해서 디스크가 터졌다고 단정 짓기 어렵다.

일반적으로 디스크를 터지게 하는 요인으로는 가족력, 잘못된 생활습관, 디스크 퇴행 등이 거론된다. 요인들을 살펴보면 각 요인이 독립적이라기보다 서로 영향을 주고받을 수 있는 여지가 많음을 알 수 있다.

하지만 원인이 다양하고 복잡하다고 예방법도 복잡하고 어려운 것은 아니다. 원인이 얽히고설켜 있기 때문에 어떤 원인 하나를 집중적으로 없애려고 노력하면 다른 원인도 함께 해결될 수 있기 때문이다. 예를 들어 고열량, 고지방 음식을 많이 섭취하던 사람이 잘못된 식사습관을 고치면 동맥경화의 위험도 대폭 줄어든다. 가족력이 있더라도 잘못된 생활습관을 고치면 디스크가 터지지 않을 수도 있다. 그러니 디스크를 유발한 원인이 무엇인지에 집착하기보다는 다양한 원인 중 내가 당장 할 수 있는 것부터 바로잡으려 노력하는 것이 현명하다.

퇴행도 마찬가지다. 누구나 퇴행을 피할

수 없지만 그 속도는 개인차가 크다. 어떤 사람은 빨리 늙고, 어떤 사람은 나이 70에도 청년 같은 젊은 허리를 자랑한다. 타고난 유전적인 요인 때문에 퇴행속도가 차이가 날 수도 있지만 잘못된 생활습관이나 질병 등이 얼마든지 퇴행을 촉진할 수 있기 때문이다.

디스크 퇴행 원인이 비밀의 키

사실 척추의학계에서는 디스크가 터지는 원인보다 퇴행의 원인을 더 중요하게 생각한다. 디스크가 퇴행해 약해져 있으면 별로 무겁지도 않은 물건 하나 들다가 터지고, 기침 한 번 하다 터질 수도 있기 때문이다.

하지만 퇴행의 원인을 밝히기란 쉽지 않다. 퇴행은 곧 노화이며 노화는 인체에서 일어나는 자연스러운 현상이다. 나이가 들면 피부가 쪼글쪼글해지는 것처럼 디스크의 퇴행도 나이가 들면서 나타나는 자연스러운 현상으로 다 설명할 수 있으면 좋은데, 현실은 그렇지가 못하다.

요즘에는 10대 청소년들에게서도 디스크 퇴행이 발견된다. 10대면 계속 세포가 생성되는 나이라 노화가 오기에는 이른 나인데, MRI를 찍어 보면 40~50대 허리처럼 퇴행이 진행된 흔적이 보이는 경우가 있다. 또한 평균수명은 점점 길어지는데 현대인들의 디스크 퇴행속도는 점점 빨라지고 있다.

대체 무엇이 현대인들의 디스크 퇴행을 부추기는 것일까? 예상되는 원인은 있다. 먹을거리가 풍부해지면서 고열량, 고지방 음식을 많이 섭취하고, 교통수단이 발달하면서 예전보다 움직일 기회가 대폭 줄어들었다. 대

디스크와 내과적 요인에 대한 연구

연구 특징	결론 요약	저자 및 출판연도
16~89세 시신 140구 해부, 환자-대조군 연구	요추 동맥이 막히거나 좁아진 환자가 그렇지 않은 환자에 비해 만성 요통이 더 많았다.	카플라, 1997
36~69세 남성 시신 86구 해부, 단면 연구	디스크 퇴행이 심할수록 디스크로 가는 동맥이 좁아져 있다. 상부요 추일수록 더욱 그렇다. 모든 요추 디스크의 퇴행은 복부 대동맥의 병변과도 연관이 있었다.	카플라 외, 1994
8,816명 남성 농부, 30~49세, 13년 추적 관찰	요통을 호소하던 환자는 요통이 없는 환자보다 허혈성 심장질환으로 사망할 위험성이 더 크게 나타났다.	펜티펜(Penttinen), 1995
606명, 프레이밍햄 코호트, 평균 54세, 25년 추적 관찰	복부 대동맥 석회화와 일반적인 디스크 퇴행과 연관이 있다.	카플라 외, 1997
1,429명 여성, 평균 71세, 평균 3.7년 추적 관찰	심혈관질환이 있는 여성은 요통이 더 있고, 그로 인한 장애가 있을 확률이 높았다. 추적 관찰 결과 요통 연관 장애는 심혈관질환 그룹 에서 2배가량 악화되는 경향이 있었다.	보그트(Vogt) 외, 1997
98,407명 여성, 간호사 건강 연구, 30~55세, 16년 추적 관찰	디스크 탈출과 당뇨, 고혈압, 고콜레스테롤이 연관이 있다. 60세 이전에 심근경색이 있었고, 현재 흡연하고 있을 경우 일일 흡연량에 따라 디스크가 생길 위험이 증가하였다.	하워(Jhawar) 외, 2006
902명 산업 근무자, 27년 추적 관찰	중성지방, 이완기 혈압이 높고, 흡연한 경험이 있는 남성의 경우 국 소적 요통이 발생할 가능성이 높다. 또한 총콜레스테롤, 중성지방, 혈압이 높고 흡연하고 있을 경우 요통이 심한 경향이 있다. 심혈관 질환을 유발하는 위험요소가 많을수록 요통이 발생할 위험이 크다.	레이노 아르자스(Leino- Arjas) 외, 2006
43명 환자, 50~87세, 단면 연구	수술 이전의 요통 빈도는 복부 동맥 폐색 그룹보다 높았다. 동맥 폐 색 그룹의 요통은 수술 후 개선되었다. 심혈관계 치료만으로 요통이 개선된다는 것이 확인되었다.	시리 외, 2007
1,484명 여성, 70~85세, 5년 추적 관찰	만성요통은 심장 질환으로 인한 사망률과 연관이 있었다.	주(Zhu) 외, 2007
8,028명, 30~95세, 코호트 연구	고지혈증과 허리 통증이 연관이 있었다.	레이노 아르자스(Leino- Arjas) 외, 2008

부분의 시간을 앉아서 보내니 허리가 약해지기 쉽고, 덜 움직이고 더 많이 먹으니 체중이 증가해 허리에 실리는 부하가 커져 결과적으로 디스크가 빨리 늙는다는 것이 일반적인 견해이다.

상당 부분 설득력이 있는 의견이지만 그것만으로 디스크 퇴행의 모든 것을 속 시원히 설명하기는 어렵다. 그래서 지금 새로운 차원에서 디스크 퇴행의 원인을 밝히려는 연구가 점점 많아지는 추세이다. 자생한방병원에서도 다방면으로 허리디스크를 유발하는 원인을 연구 중이다. 결코 쉽지 않은 일이지만 디스크를 유발하는 근본적인 원인을 찾아내 언젠가는 더 이상 허리디스크로 고생하는 분들이 없는 날이 오기를 기대해본다.

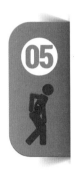

05 디스크가 터지면 꼭 MRI를 찍어야 할까?

디스크
상태를
파악하려면
MRI는 필수

"꼭 MRI를 찍어야 하나요?"

허리가 아파 병원을 찾으면 일차적으로 X-ray를 찍어본 후 디스크가 터진 것으로 의심될 경우 MRI를 찍는다. MRI는 허리의 상태를 가장 정확하게 보여주는 영상검사지만 비용이 그리 만만하지는 않다 보니 이런

질문을 하는 분들이 가끔 있다.

사실 디스크가 터졌을 때 MRI가 과연 얼마나 효용성이 있는지에 대해서는 이견이 많다. 실제로 한 연구팀이 허리가 아픈 적이 별로 없는 건강한 장년층의 MRI를 찍어보았더니 약 30%가 디스크가 튀어나온 것으로 나타났다는 연구결과를 보고한 적이 있다. 이후 사람들은 디스크가 터져도 통증을 느끼지 못했다면 굳이 MRI를 찍을 필요가 있을지 의구심을 품

기 시작했다. 또한 디스크의 터진 정도와 통증이 비례하는 것도 아니어서 MRI 무용론에 힘이 더 실리기도 했다.

MRI를 찍었을 때 디스크를 더 효과적으로 치료할 수 있는가에 대한 연구결과도 있다. 미국에서 한 연구팀이 65세 이상의 요통 환자 5천 명을 대상으로 초기부터 MRI와 CT를 찍었던 사람들과 영상검사를 하지 않은 사람들, 두 그룹으로 구분하고 추적조사를 했다. 1년 후 두 그룹의 치료 효과를 비교해보았더니 똑같았다. 영상검사를 한 사람들이 맞춤 치료를 통해 통증을 덜 느끼고, 치료 경과도 더 좋고, 수술을 덜 할 것으로 예상했으나 큰 차이가 없었다는 것이다. 이 연구결과는 역시 MRI 무용론에 불을 지피는 데 일조했다.

하지만 이러한 몇몇 연구결과에도 불구하고, MRI 검사는 실보다 득이 훨씬 많다는 게 척추의학계의 공통된 의견이다. 디스크는 일단 터지면 단기간에 속성으로 치료하기 어렵다. 물론 적절한 치료를 하면 통증은 빨리 없어질 수 있지만 디스크가 나은 것은 아니기 때문에 방심해서는 안 된다. 통증이 없어도 디스크는 계속 진행할 수 있으므로 제대로 치료하려면 MRI를 찍어봐야 한다. MRI를 통해 디스크의 상태를 정확하게 보고 치료의 방향을 정해야 효과적으로 치료할 수 있는 것이다.

MRI 검사를 통해 얻은 결과는 전문의와 환자가 충분히 공유해야 한다. 환자들이 자신의 디스크 상태를 정확히 알아야 좀 더 적극적으로 치료에 임할 수 있기 때문이다.

자생한방병원에도 X-ray나 MRI 장비가 다 있지만 외부에서 찍고 오는 환자들도 많다. 그런데 외부에서 사진을 갖고 오는 환자들이 공통적으로 하는 말이 자신의 디스크 상태에 대해 자세하게 설명을 들은 적이 거의 없다는 것이다. 의사는 MRI를 보고는 그냥 "디스크 있네요, 심하네요"하고는 수술하라거나 수술 안 해도 된다는 등의 요점만 간단히 말해주었을 뿐이란다. 그냥 놔두면 디스크가 어떻게 진행되는지, 어떻게 디스크를 관리해야 하는지 등 환자가 진짜 알고 싶은 얘기는 잘 해주지 않는다고 한다.

사실 디스크란 이것저것 설명이 필요한 부분이 참 많다. 디스크가 어떻게 생기고 왜 MRI 검사 상 검게 변성돼 보이는지, 검게 변성이 안 되게 하려면 디스크에 계속 영양공급을 해줘야 한다는데 어떻게 영양관리를 해야 하나? 등 알아야 할 내용이 너무나도 많다. MRI를 찍고 의사에게 충분한 설명을 들은 다음 자신의 상태가 어디쯤 와 있는지를 알면 적절한 치료법을 제대로 고민할 수 있다.

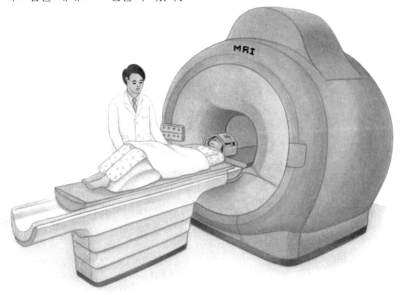

당뇨병, 고혈압, 관절염 등 노인성 질환을 오래 앓았던 디스크 환자들은 더더욱 MRI를 찍어봐야 한다. 오랫동안 지병을 앓았던 분들은 약물치료도 오래 하고, 통증을 줄이기 위해 스테로이드 주사를 맞았을 가능성이 있다. 꼭 허리가 아니더라도 어깨, 무릎 등 관절이 아파 침습적인 비수술 치료를 받은 분들도 많다. 면역력도 많이 약해진 상태일 수 있으므로 젊은 사람들보다 디스크의 상태를 더 신중하게 파악해야 한다. MRI는 디스크의 상태뿐만 아니라 척추의 구조, 주변 인대와 근육의 상태까지 세밀하게 보여주므로 나이 많은 디스크 환자들을 치료할 때 필요한 많은 정보를 얻을 수 있다.

아플 때마다 찍을 필요는 없다

MRI는 디스크의 상태를 파악하기 위해 꼭 해야 할 검사다. 하지만 어쩌다 한 번 허리가 아프다고 바로 MRI를 찍을 필요는 없다. 가볍게 허리를 삐끗한(요부 염좌) 경우에는 아무리 통증이 심해도 1~2주 치료하면 거의 증상이 사라진다. 그러나 2주간 적절한 치료를 했는데도 허리 통증이 계속 남아있고 허리 X-ray 상으로도 디스크가 의심된다면 MRI를 찍어보는 것이 좋다. 이런 경우는 단순히 허리를 삐끗한 것이 아니라, 오래전부터 디스크 퇴행이 진행되었지만 최근에 통증이 시작되는 경우일 수 있다. 특히 급성이 아니라 자주 반복적으로 요통이 있는 환자가 X-ray 상 디스크 간격이 좁다면 반드시 MRI를 찍어 정확한 상태를 아는 것이 좋다.

빨리 MRI를 찍지 않아 큰 낭패를 보는 경우도 있다. 강남자생한방병원의 경우 한 달에 MRI를 약 500~600건 정도 찍는다. 그중에 특이한 케이스로 척추암을 2~3명 발견하게 된다. 본인은 전혀 척추암의 증상을 평소에 느껴본 적이 없는데 허리디스크를 알아보기 위해 MRI를 찍어보고 우연히 발견하게 되는 것이다. 이런 경우 디스크 치료를 하지 않고 바로 대학병원으로 소개하여 척추암 수술을 받도록 해 여러 사람의 생명을 살리곤 한다.

가끔은 척추 감염을 앓는 환자를 발견하기도 한다. 허리에 무분별한 주사치료를 받은 환자 중에 면역력이 떨어져 있는 환자가 세균에 의해 허리가 감염되는 것이다. 이렇게 감염이나 종양으로 인해 발생하는 요통의 경우 증상만으로 디스크와 감별해 내기가 쉽지 않아 MRI를 통한 진단이 큰 도움이 된다.

자생한방병원은 한양방 통합 치료를 하는 곳이다. 혈액검사와 CT, MRI 등 양방 검진을 할 수 있기에 양방 전문의의 검진과 판독이 이루어지고, 한방으로 근본 치료를 하는 큰 장점이 있다. 양방 검진과 한방 치료를 동시에 하기 때문에 환자에게 다소 경제적 부담이 가는 것은 사실이다. 그러나 정확한 진단을 해야 정확한 치료를 할 수 있는 것처럼 한양방 통합 치료는 환자 자신의 건강과 빠른 회복을 위해서 필수 요건인 것이다.

디스크 상태를 파악하는 데 도움이 되는 검사들

X-ray 검사

척추질환을 진단하는 데 가장 기본적으로 이용되는 검사이다. 뼈의 모양을 여러 각도에서 촬영하기 때문에 척추의 구조적인 형태를 관찰하기 쉽다. 척추측만증이나 척추분리증 등의 질환은 X-ray 검사만으로도 확진이 가능하다.

하지만 디스크는 다르다. 척추 뼈의 간격이나 퇴행 진행 정도를 보고 디스크의 가능성은 알 수 있지만 디스크가 발생한 정확한 부위나 진행 정도를 파악해 확진하기에는 부족한 검사 방법이다. X-ray 검사에서는 디스크가 안 보이기 때문이다.

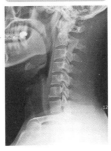
경추 X-ray 사진

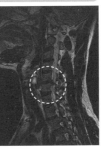
경추 MRI 사진

X-ray 영상(좌)에서는 디스크 여부를 알 수 없으나 MRI 검사(우) 결과 경추 디스크 파열로 진단되었다.

척추강조영술(디스크 조영술)

X-ray의 단점을 보완한 검사법이다. 형광물질인 조영제를 척추강 내에 집어넣으면 디스크가 터지거나 삐져나온 모양을 확인할 수 있다. MRI가 등장한 후 이 검사법은 많이 이용되지 않지만 요즘도 디스크내장증을 진단하는 데 가장 유효한 검사이다. 디스크는 혈관이 없기 때문에 통증을 느끼지 못한다. 그런데 디스크가 손상되면 미세혈관과 신경이 디스크 안으로 들어가는데, 이처럼 디스크 상태가 변성된 것을 디스크내장증이라 한다. 디스크내장증이 있으면 디스크를 찔러 조영제를 투입할 때 통증을 느낀다.

CT(컴퓨터 단층 촬영)

X-ray와 컴퓨터가 결합된 검진 장치로 방사선을 빠른 속도로 인체에 통과시켜 인체 내부의 단면을 잘라내어 영상으로 보여준다. X-ray로는 확인할 수 없는 척추 뼈의 가로 단면을 부분별로 볼 수 있기 때문에 디스크가 발생한 정확한 부위와 그 심각도

를 알 수 있다. 또 디스크 표면의 석회화나 퇴행성 변화, 척추관협착증의 유무를 판단하는 데에도 효과적이다. 이 검사법은 검사 비용이 저렴하고 촬영 시간이 짧은 것이 장점이지만 인대 등 연부조직의 관찰 영상의 해상도가 떨어져 정확한 판단이 어렵다는 단점이 있다.

MRI(자기공명촬영)

MRI는 인체를 구성하는 물질의 자기적 성질을 측정, 컴퓨터를 통해 영상을 얻는 검사법이다. 단면 촬영만 가능한 CT와 달리 단면, 가로, 세로 등 필요한 각도를 선택해서 촬영할 수 있다. 자기장을 이용하기 때문에 인체에 해가 없고 척추 뼈뿐 아니라 연골, 근육, 신경 등 주변 조직을 두루 보여주어 디스크의 정확한 부위와 정도, 디스크가 튀어나온 상태 등을 확인할 수 있다는 것이 최대의 장점이다. 그러나 검사 비용이 다소 비싸며 촬영 시간이 오래 걸린다는 단점이 있다.

허리의 기능을 테스트하는 근력 검사

근력 테스트 장비를 이용해서 현재 환자의 허리나 목의 기능 상태를 판단하기 위한 검사법이다. 허리의 굴곡과 신전 각도에 이상이 있는지, 또는 현재 근력 상태가 정상인지 등을 알 수 있으며 치료 전과 후의 근력 상태도 쉽게 비교할 수 있다. 그 밖에 환자 개인의 통증과 증상에 따라 운동치료를 처방할 때도 효과적으로 이용된다.

신경과 근육의 상태를 알아보는 근전도 검사

근전도 검사는 운동 단위 내의 모든 이상 부위를 검사해서 이상 부위의 위치와 정도, 질병의 진행과 회복 여부 등을 판별하는 데 두루 쓰이는 유용한 검사이다. 약한 전기 자극을 흘려보내 신경을 자극함으로써 전기적인 신호를 기록한다. 디스크 질환에서는 주로 팔과 다리가 저리거나 근력이 약화되는 등의 증상이 있을 때 실시해서 진단과 치료에 활용한다.

혈관의 나이와 순환장애를 측정하는 동맥경화 검사

동맥경화 검사는 사지의 혈류를 측정해서 동맥경화의 정도와 혈관의 두께 변화를 알아보는 검사법이다. 이 검사를 통해 혈관의 나이를 측정할 수 있으며 혹시 있을지도 모를 혈관의 이상도 알아낼 수 있다.

한방에서는 동맥경화 검사를 통해 순환장애를 미리 체크해서 순환계 질환을 조기에 발견하고 예방할 수 있는 점을 이용, 중년기 이후의 건강검진에 많이 이용한다. 또한 디스크 질환에 동반되기 쉬운 순환 문제를 확인하는 데에도 활용한다. 동맥경화 검사는 누워서 양팔과 다리에 측정 단지를 붙이고 실시하는데, 검사 시간이 비교적 짧고 자극도 없어 편리하다.

적외선 체열검사

적외선 체열검사는 몸의 온도를 측정해 허리디스크의 정도를 알아보는 검사다. 적외선 체열검사를 하면 체온이 높은 곳은 붉은색으로, 낮은 곳은 파란색으로 나타나기 때문에 이상 부위를 찾을 수 있다. 디스크의 경우 삐져나온 디스크가 신경을 눌러 신경 전달이 잘 안 된다. 이 경우 체온이 떨어져 파란색으로 나타난다. 반대로 눌린 신경에 염증이 발생하면 해당 부위 온도가 올라가 붉은색으로 나타난다. 파란색이든, 붉은색이든 다른 부위보다 색깔 차이가 클수록 허리디스크가 심한 것이다.

디스크가 없어도 당뇨병성 말초신경병증처럼 신경에 이상이 있는 질병이 있으면 디스크처럼 파란색으로 보일 수 있다. 몸의 이상 유무를 체온의 색깔로 보여주기 때문에 디스크로 인한 것인지, 아니면 다른 질병으로 인한 것인지 제대로 감별하는 것이 중요하다.

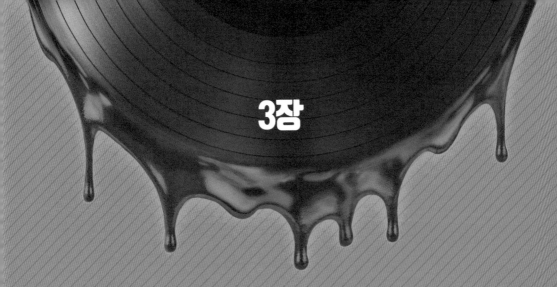

3장

원인부터 완치까지,
자생 비수술
치료법

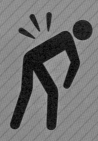

디스크=수술, 이 공식은 어떻게 깨진 걸까?

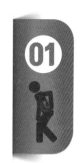

**MRI,
'디스크=수술'이
아님을
증명하다**

"몇 달 전 골프를 치다 허리를 삐끗했는데, 꼼짝을 못 하겠더라고요. 병원에 갔더니 디스크가 터졌다며 수술해야 한다고 하더군요. 그때 도저히 수술받을 상황이 아니고 하기도 싫어 한방 치료만 받았어요. 그런데 점점 통증이 가라앉더니 지금은 아무렇지도 않아요. 디스크가 다 나은 것 같아요."

불과 얼마 전까지만 해도 수술도 하지 않고 한방 치료만으로 다 나았다고 하면 믿지 못하는 사람들이 많았다. 당장은 통증이 사라졌어도 터진 디스크가 없어진 것은 아니니 결국 언젠가는 수술해야 할 것이라고 생각하는 사람들이 대부분이었다.

실제로 30여 년 전까지만 해도 디스크가 생기면 수술밖에 없다고 생각했다. 우리 몸을 지탱해주는 중요한 허리에 칼을 댄다는 두려움과 불안에 떨면서도 달리 선택할 수 있는 방법이 없었다. 통증을 참다 참다 버티지 못하면 결국 수술을 했다.

문제는 수술을 했는데도 여전히 통증에 시달리는 사람들이 적지 않다는 것이었다. 수술만 하면 지긋지긋한 허리 통증에서 벗어날 수 있을 줄 알았는데 별 차도가 없자 '수술해봤자 소용없다'는 흉흉한 소문이 디스크 환자들 사이에서 떠돌기 시작했다. 그러면서 수술을 꺼리는 사람들이 하나둘씩 늘어났고, 수술 대신 비수술 치료를 받고 디스크가 호전되었다는 사람들도 생겨났다.

하지만 정말 디스크가 좋아진 것인지 아니면 통증에 익숙해져 둔감해진 것인지 입증할 방법이 없었다. 그도 그럴 것이 1980년대까지만 해도 디스크 상태를 검사하는 유일한 방법은 X-ray 뿐이었다. X-ray는 고작해야 척추 뼈와 디스크의 형태를 보여준다. 디스크의 상태는 물론 주변의 신경은 더더욱 알 수가 없다. 겨우 척추 뼈와 척추 뼈 사이에 있는 디스크의 간격 정도만 보여주는데, 이 간격이 지나치게 좁으면 디스크를 의심하는 수준이었다.

그러다 조영기술이 발달하면서 X-ray만 찍을 때보다는 디스크의 상태를 좀 더 세밀하게 볼 수 있게 되었다. 형광물질인 조영제를 척추강(척추관)에 투여한 다음 X-ray를 찍어 보면 디스크가 튀어나온 부위는 형광조형제가 통과하지 못해 잘록하게 막혀 검게 보인다. 이를 척추강조영술이라 부르는데, 조영술 자체가 쉽지 않고 조영제에 알레르기 반응을 일으키거나 환자가 사망하는 사고가 나면서 지금은 꼭 필요한 경우에만 시행하는 분위기다.

디스크의 상태를 속 시원히 볼 수 있게 된 것은 MRI가 등장한 이후부터이다. MRI는 척추 뼈는 물론 디스크, 신경, 관절, 인대 등의 상태를 선명하게 보여준다. 디스크가 터져 얼마나 삐져나왔는지, 신경을 어느 정도 누르고 있는지, 척추 주변의 인대는 상태가 어떤지가 한눈에 보인다.

이러한 MRI는 '디스크=수술'이라는 오래된 공식을 깨는 데 크게 일조했다. 수술을 받지 않고 비수술 치료만 받은 사람들을 MRI로 찍어보면서 단지 통증만 줄어든 것이 아니라는 것이 입증되었기 때문이다. 자생한방병원에서는 디스크가 터져 내원했을 때와 한방 치료로 디스크를 치료한 후 각각 MRI를 찍어 비교한다. 놀랍게도 환자 대부분이 치료 후 터진 디스크의 크기가 눈에 띄게 줄거나 아예 없어진 경우가 많았다. 이것은 수술하지 않고도 터져 삐져나온 디스크를 없앨 수 있다는 것이 객관적으로 증명된 셈이다.

수천 년 임상을 거친, 한방 치료, 잘 낫는 건 당연!

1980년대는 '디스크=수술'이라는 공식이 절대적으로 군림하던 시대였다. 수술 외에 다른 치료법이 있다는 것을 쉽게 인정하지 않았다. 특히 한방으로 디스크를 치료할 수 있다는 것은 더더욱 말도 안 된다고 생각하는 사람들이 많았다.

이를 정면으로 반박하고 나선 분이 당시 자생한의원 신준식 박사였다. 수술 없이 한방 치료만으로도 디스크가 잘 치유된 임상 사례들이 쌓이면서 신 박사는 더 많은 사람에게 한방 치료의 효과를 적극적으로 알리고 싶어 했다.

양방에서는 한방의 치료법이 과학적 근거가 없다는 이유로 한방 치료가 디스크를 효과적으로 치유한다는 것을 믿지 않았다. 한의학은 오랜 임상경험을 축적해 온 의학이다. 수천 년 전, 우리 조상들은 허리가 아플 땐 당연히 한의학으로 치료받았다. 오히려 서양의학 치료법이 역사가 오래되지 않아 걱정스러운 부분이 많다.

양방에서는 어떤 문제나 질환이 있을 때 거기에 맞는 치료법을 화학적 성분에서 발견해 '이, 성분이 괜찮을 것 같아'라고 과학적 증명을 해 보인다. 즉 어떤 질환에 맞는 A라는 성분을 발견했다면 그 A라는 성분을 가지고 세포실험하고 동물실험하면서 효과를 규명해 보고 임상에 적용한 다음 결과가 좋으면 시판에 들어가서 대규모로 쓰게 된다. 그런데 임상실험까지 마쳤다 해도 대규모로 사용하다 보면 미처 발견하지 못했던 부작용이 생기기 마련이다. 우리가 요통이 있을 때 가장 많이 쓰는 진통소염제 역시도 소화기 문제뿐 아니라 심혈관 질환의 위험을 높인다는 연구결과가 많다. 이런 부작용에 대한 조치를 취하면서 발전하는 게 서양의학의 치료 과정이다.

어떤 약이나 치료법이라도 안전성이나 효과를 입증하려면 상당한 시간이 걸린다. 그런 관점에서 보면 한방은 이미 수천 년 동안 검증을 거친 셈이다. 수천 년 전부터 수십만 명 아니 그 이상을 대상으로 약재를 써보면서 '이런 질환에는 이런 약재가 효과적이라는 것'을 경험적으로 터득했다. 수천 년을 썼는데도 부작용이 별로 없다는 것이 입증된 처방이 지금까지

내려오는 것이므로, 이보다 더 안전하고 효과적인 치료법은 없다고 해도 과언이 아니다.

　디스크는 인간이 직립보행을 시작하면서 인류 역사와 함께 공존해온 질병이다. 그런 만큼 디스크를 치료하기 위한 한방 치료법도 수천 년 전부터 존재했고, 세월이 흐르면서 더 효과적인 치료법으로 진화해왔다. 따라서 오늘날 한방 치료로 디스크를 잘 낫게 하는 것은 지극히 당연한 일이다.

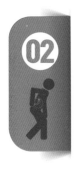

자생치료는 80, 나머지 20은 환자가 만든다

"치료받으면 완치 가능한가요?"

자생한방병원을 찾는 환자는 대체로 두 가지 유형이다. 하나는 이미 본인이 디스크인 것을 잘 아는 경우다. 비교적 오랜 기간 디스크 때문에 고생했고, 한두 번쯤은 다른 병원에서 수술을 권유받았는데, 수술이 싫어 자생한방병원을 찾는 분들이 많다.

또 다른 유형은 단지 허리가 좀 뻐근해 내원했다가 디스크임을 알게 되는 분들이다. 디스크라는 생각은 꿈에도 않고 왔다가 X-ray를 찍어보니 디스크 간격이 좁아져서 정밀 검사를 받게 되는 경우이다. 이런 분들은 MRI를 찍었을 때 생각보다 디스크가 상당히 진행돼 한방 치료를 시작하게 되는 경우가 많다.

어떤 유형이든 치료를 시작할 때 공통적으로 "치료받으면 완치 가능한

가요?"라는 질문을 많이 한다. 마음 같아서는 흔쾌히 "그럼요. 100% 완치할 수 있습니다"라고 말해주고 싶지만 현실이 그렇지 않기에 환자들이 간절히 원하는 그 대답을 해주기가 어렵다.

디스크는 정확한 진단 하에 적절한 치료를 하면 분명 호전된다. 자생한방병원을 찾은 환자 중에는 간혹 "MRI를 꼭 찍어야 하느냐?"며 의구심을 표현하는 분들이 꽤 있다. MRI를 찍는 이유는 디스크가 어떤 상태인지를 정확히 보고 적절한 치료를 하기 위해서이다. 또한 의사 입장에서는 치료를 어디까지 할 것인가를 결정하는 데 MRI가 중요한 근거 자료가 된다. MRI를 찍어봐야 통증만 치료하면 되는지, 장기적으로 진행을 예방하는 부분까지 치료할지를 판단하고, 통증의 원인이 디스크로 인한 것인지 아니면 다른 요인으로 생기는 것인지 알 수 있기 때문이다.

예를 들면 환자가 아무리 아프더라도 MRI 상으로 디스크 없이 깨끗하면 근육통이다. 이럴 경우엔 통증까지만 치료하면 된다. 통증이 사라지면 굳이 더 치료할 이유가 없다. 추나나 침으로 통증을 멎게 하고 균형을 맞춰주는 것으로 충분하다.

반면 허리가 좀 뻐근하게 아파서 왔는데 MRI 상으로 디스크가 있는 것이 확인되었다면 통증치료와 함께 디스크 발생 원인을 제거하는 치료를 해야 한다. 디스크와 신경이 손상되었거나 주변 인대가 약해져 있으면 디스크에 영양을 공급하는 한약 처방이 필요하다.

이처럼 환자의 상태에 따라 적절한 치료를 하면 확실히 디스크가 호전된다. 하지만 아무리 적절한 치료를 해도 디스크의 상태가 아프기 전의 상태로 100% 회복되는 것은 아니다. 자생치료로는 디스크 기능의 약

80% 정도가 회복된다고 보면 된다.

그렇다면 나머지 20%는 어쩔 수 없이 포기해야 하는 것일까? 그렇지 않다. 나머지 20%는 환자의 몫이다. 디스크는 상당 부분 잘못된 생활습관에 의해 생긴다. 환자 스스로 20%를 채워가야 하는 이유도 이 때문이다. 자생치료로 통증을 없애고, 디스크의 기능을 많이 회복시켜 놓아도 디스크를 일으킨 잘못된 생활습관을 고치지 않으면 척추에 계속 무리가 가 결국 재발할 수 있다.

환자들이 치료만 잘 받으면 완치할 수 있으리라 기대하는 데는 디스크를 올바르게 이해하지 못한 탓이 크다. 십수 년 동안 디스크에 시달렸다는 환자 중에도 정작 자신이 앓고 있는 병을 잘 모르는 사람들이 태반이다.

많은 사람이 '디스크는 한순간에 삐끗해서 갑자기 생기는 병'이라 오해하지만 대부분의 디스크 질환은 만성병이다. 오랜 시간에 걸쳐 조금씩 약해지고, 퇴행성 변화가 진행된 결과인 것이다. 교통사고나 추락 등의 사고로 갑자기 디스크 질환이 생긴 경우도 있지만 이는 전체 환자의 1%도 안 된다. 하루아침에 디스크가 생기는 것이 아닌 만큼 한 번 망가진 디스크를 원래대로 회복하는 데도 시간이 필요하다. 디스크를 올바로 이해하고 꾸준히 노력하고 관리했을 때 비로소 완치될 수 있다.

통증이 사라졌다고 디스크가 나은 것은 아니다

"지난 10년 동안 1년에 2주 정도는 참을 수 없을 정도로 통증이 심해요. 그러다가도 어느 날 통증이 거짓말처럼 사라지곤 했어요. 지금은 지독한 2주가 지나 하나도 아프지 않은데, 안 아플 때 미리 관리하고 싶어서 병원에 왔어요."

김경미(여성, 43세) 씨가 자생한방병원을 찾아 그동안의 고충을 털어놓았다. 10년 동안 디스크로 인한 통증이 반복되면서 통증에 대한 트라우마까지 생긴 듯했다. 더 이상 통증에 시달리고 싶지 않다면서 이번 기회에 디스크를 완전히 뿌리 뽑아 달라고 부탁했다.

사실 의사로서는 당장 통증을 느끼지 않는 환자를 치료할 때 상당히 곤혹스럽다. 의사와 환자의 적절한 합의점을 찾기가 쉽지 않기 때문이다. 통증이 심한 환자는 통증을 해결해주면 만족한다. 그런데 통증이 없는 상태로 온 분들은 어떻게 만족감을 주어야 하는지 고민스럽다.

물론 자생치료는 수술로 터진 디스크를 잘라 내거나 근육을 해치는 치료가 아니기 때문에 해로운 것은 하나도 없다. 그럼에도 불구하고 환자가 치료비를 내고 나름의 기대를 갖고 있으니 똑같은 치료를 해도 환자에 따라 만족도가 천지 차이일 수 있다.

그나마 김 씨의 경우 오랫동안 통증을 반복하다 내원한 환자라 단기간에 치료가 끝나지 않는다는 것을 잘 이해했다. 담당 의사는 환자와 많은 대화를 나누며 환자가 원하는 진료방향을 함께 정할 수 있었다.

"1년 넘도록 통증이 없으면 다 나은 건가요? 그때부터는 집에서 관리만 잘하면 될까요?"

김경미 씨가 1년에 2주씩 심한 통증이 왔으니 1년 이상 통증이 없으면 완치된 것인가를 물었다. 디스크 환자들은 대개 허리를 아프게 하는 습관을 계속 유지하기 때문에 언젠가는 또 디스크가 생길 가능성이 있다. 물론 재발하지 않을 수도 있지만 어디까지나 확률의 문제여서 자신 있게 '낫는다'고 단정 지어 말할 수가 없다.

"지금 환자분의 상태는 평상시 디스크가 충격을 흡수해주고 허리를 보호하는 기능이 20~30% 정도밖에 안 되기 때문에 디스크가 매년 조금씩 진행하면서 심하게 아픈 거예요. 하지만 다행히도 통증을 주로 느끼게 하는 디스크 손상 부위의 염증이 빨리 가라앉는 편이라 2주쯤 지나면 통증이 가라앉는 겁니다. 따라서 디스크와 허리를 강화하는 치료로 더 이상 디스크가 진행하지 않도록 하고, 생활습관을 바꾸는 것이 중요합니다. 통증은 질병이 진행하고 있는 중간중간에 조심하라고 보내는 신호에 불과합니다."

담당 의사는 꾸준한 치료와 관리의 중요성을 이야기했다. 다행히 김경미 씨는 오랫동안 반복적으로 심한 통증으로 고생하다 내원한 환자라 비교적 장기간에 걸친 치료와 관리가 필요하다는 것을 잘 이해했다.

이처럼 디스크로 인한 통증이 사라졌다고 나은 것이 아니다. 디스크가 재발하지 않게 하려면 꾸준히 추나요법을 통해 바른 체형을 만들고, 한약을 복용해 디스크와 척추 주변의 인대와 근육에 영양분을 주어 강화시키며, 디스크에 좋은 습관을 지속적으로 기르는 것이 중요하다.

우리 몸이 바뀌는 데는 최소한 3개월의 시간이 필요하다. 김경미 씨는 내원했을 당시에는 통증이 없었기 때문에 통증치료는 하지 않고 디스크의 진행을 예방하는 치료를 주로 했다. 3개월 이상 꾸준히 치료한 덕분에 이후 3년 동안 통증이 재발하지 않았다. 그럼에도 김경미 씨는 지금도 매년 2주 정도 예방 차원에서 한방 비수술 치료를 받으면서 허리를 관리하고 있다.

디스크처럼 단기간에 고치기 힘든 질환일수록 본래 인체가 가지고 있는 자연치유 능력을 충분히 동원하여 인체 스스로 몸을 치유할 수 있도록 도와주는 치료가 필요하다. 자생한방병원의 치료는 자생력을 길러주는 치료다. 자생치료의 도움을 받아 자생력을 키우고, 다른 한편으로는 올바른 생활습관으로 척추에 부담을 덜 줄 때 꿈에 그리던 디스크 100% 완치가 현실이 된다.

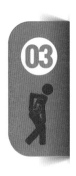

03 한방 비수술 치료의 중심은 신바로 한약!

**청파전을
과학적으로
발전시켜
신바로 한약을
만들다**

"어떻게 한약으로 튀어나온 디스크를 없앨 수 있나요? 침으로 찌르는 것도 아니고, 자세를 교정해주는 것도 아닌데, 정말 효과가 있어요?"

자생한방병원을 찾는 디스크 환자들이 제일 이해하기 어려워하는 게 바로 한약으로 디스크를 치료하는 것이다. 물론 처음 한방 치료를 접하는 사람들은 침이나 추나요법의 효과도 의심한다. 하지만 그래도 침이나 추나요법은 한약에 비하면 디스크를 치료하는 데 효과가 있다고 생각한다. 침을 맞으면 최소한 통증이 줄어들고, 추나요법으로 틀어진 뼈와 근육을 바로잡으면 디스크에 도움이 된다고 믿기 때문이다.

요즘 환자들은 똑똑하다. 그래서 의사가 이해할 수 없는 치료법을 제시하면 치료를 받으려 하지 않는다. 때문에 의구심을 품은 환자에게는 납득할 수 있도록 충분히 설명해주는 것이 최선이다.

"오히려 한약이 디스크에 직접 영향을 미칠 수 있는 효과적인 치료법이에요. 침을 생각해보세요. 침은 아무리 깊게 놓아도 디스크까지 갈 수는 없어요. 하지만 약을 먹으면 소화기관 내로 흡수가 되고 흡수된 약효성분들이 혈관을 타고 디스크 주변 연조직이 손상된 곳까지 도달할 수 있어요. 꾸준히 한약을 복용하면 효과적으로 디스크를 치료할 수 있습니다."

자생한방병원의 비수술 치료법 중에서도 신바로 한약은 손상된 디스크를 회복시키고, 부실해진 근육과 인대를 강화시켜 효과적으로 디스크를 치료하는 핵심 치료법이라 할 수 있다. 신바로 한약의 전신은 신준식 박사의 선친이 개발한 청파전인데, 청파전의 효능은 이미 오래전부터 효과가 검증된 척추 치료제이다.

1990년 신준식 박사가 KBS의 '무엇이든 물어보세요'라는 프로그램에 출연해 디스크 질환 강의를 한 적이 있다. 반응은 가히 폭발적이었다. 수술하지 않고도 한방 치료만으로 디스크를 고칠 수 있다는 방송을 접한 사람들은 자생한의원(1990년~1999년까지는 역삼동에서 자생한의원 개원, 1999년 7월 압구정으로 자생한방병원 병원 승격 이전, 2017년 압구정에서 논현으로 확장)을 찾기 시작했다. 여기에 소문을 듣고 온 디스크 환자까지 더해져 병원은 그야말로 인산인해를 이루었다. 어찌나 환자가 밀려드는지 신 박사는 추나를 할 시간이 없어 하루 종일 한약 처방만 하고, 다른 원장들이 추나를 대신해야만 했다. 한약도 미처 달일 시간이 부족해 환자들이 한약재를 집에 가지고 가서 직접 달여 한 달 동안 복용케 하고 내원하라 할 정도로, 예약이

폭주했다.

"정말 거짓말 같아요. 온갖 치료를 다 받았는데도 안 낫던 디스크가 한약 먹고 정말 좋아졌어요."

환자들이 너무 많아 병원에서 추나 한 번 받고, 한 달 동안 집에서 한약만 먹었는데도 대부분의 환자가 호전되었다. 심지어 디스크가 심해 수술해야 한다는 진단을 받았던 환자들도 한약을 복용한 후 거의 나았다.

일부 환자들은 방송에서 추나만 소개해서 추나만 받으러 왔는데 왜 약을 주느냐며 항의하기도 했다. 그때마다 신 박사는 환자에게 디스크의 원인을 없애려면 한약을 먹어야 한다며 그 효과를 찬찬히 설명해주었다. 왜 한약을 먹어야 하는지에 공감한 환자들은 열심히 한약을 먹었고, 만족할 만한 효과를 경험하면서 한약 마니아가 되었다.

하지만 당시 척추 의학계가 청파전을 보는 눈은 곱지 않았다. 수술해야 한다고 진단받은 사람들이 청파전을 먹고 낫는데도 의심의 눈초리를 거두지 않았다.

"디스크가 어떻게 한약으로 나아? 그건 플라세보 효과지, 한마디로 거짓말이야."

신바로 한약의 전신인 청파전은 신 박사의 선친이 동의보감과 각종 고대 의서를 참조해 현대인의 인체에 잘 맞으면서도 디스크에 효과적인 약재로 만든 한약이다. 수천 년 동안 검증된 처방이고, 실제 임상에서 탁월한 효과가 증명되었음에도 여전히 청파전의 효과를 폄하하고 믿지 않는 사람들을 보면서 신 박사는 청파전을 과학적으로 연구하고 규명하겠다고 결심했다.

사실 당시 IMF 때라 연구소를 만들기에는 상황이 좋지 않았다. 그럼에도 불구하고 36억 원을 투자해 자생생명공학연구소를 설립하고 서울대 천연물과학연구소와 공동연구로 청파전의 성분과 기전을 밝히고자 노력했다.

청파전은 우슬, 방풍, 구척, 두충, 오가피, 흑두(대두황권) 등 6가지 한약재를 주로 사용한다. 연구결과 다른 성분들은 이미 다 밝혀진 것인데, 유독 '구척'에서 지금껏 보지 못했던 신물질이 발

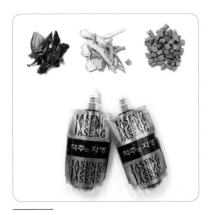

신바로 한약은 디스크와 협착증 등 척추질환에 뛰어난 효과를 가지고 있으며, 그 효능이 과학적으로 증명되었다.

견되었다. 그 신물질이 바로 '신바로메틴'이다. 신바로메틴은 '신준식 박사가 척추를 바로 세운다'는 의미를 담아 만든 이름이다.

전통 한의학에 기반을 둔 청파전을 과학적으로 발전시킨 것이 바로 '신바로 한약'이다. 신바로 한약의 효과가 과학적으로 검증된 이후 무조건 한약의 효과를 의심하던 목소리는 더 이상 들리지 않는다. 신바로 한약은 디스크뿐만 아니라 협착증, 퇴행성 디스크 등 다른 척추질환에도 효과가 뛰어나 지금까지 그랬듯이 앞으로도 비수술 치료의 가장 중요한 핵심 역할을 할 것이다.

과학적으로 입증된 신바로 한약의 효능
-항염증, 신경재생, 연골보호

자생한의원은 1999년 한방병원으로 승격하면서 독립적인 연구소를 설립해 자생의 치료법을 과학적으로 입증하기 위한 노력

을 꾸준히 하고 있다. 지금까지 밝혀진 신바로 한약의 효능은 상당히 많다. 그중 국제학술지에 게재된 중요한 연구결과를 몇 가지만 소개하면 다음과 같다.

2010년 이화여대 약학대와 서울대 천연물과학연구소 공동으로 신바로 한약의 항염증 효과와 염증 억제 기전을 연구했다. 연구진은 항염증 효과를 확인하기 위해 급성 염증과 만성 염증으로 나누어 실험을 진행하였는데, 그 이유는 염증 반응의 결과와 그 반응에 관여하는 효소가 다르기 때문이다.

급성 염증의 반응을 위해 연구진은 쥐에게 염증을 유발시킨 다음 신바로 한약과 자주 이용되는 소염진통제의 주성분인 인도메타신(indomethacin)을 주입하였다. 그 결과 신바로 한약이 염증을 촉진시키는 효소들의 활동을 억제해 염증을 중지시키고 투여 용량을 증가하면 인도메타신와 비교해도 뒤처지지 않는 효과를 내는 것을 확인하였다.

만성 염증은 대표적인 만성 염증 질환인 관절염을 유발한 쥐에게 20일

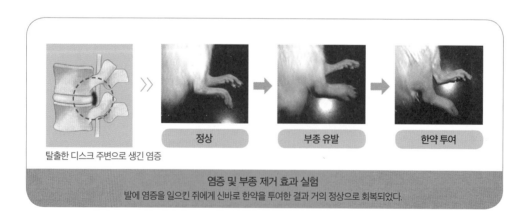

탈출한 디스크 주변으로 생긴 염증

정상   부종 유발   한약 투여

염증 및 부종 제거 효과 실험
발에 염증을 일으킨 쥐에게 신바로 한약을 투여한 결과 거의 정상으로 회복되었다.

간 신바로 한약을 투여하며 지켜보았다. 그 결과 만성 염증에서 흔히 보이는 농과 육아종의 형성이 억제되었다.

이처럼 신바로 한약이 급성뿐만 아니라 만성 염증에서도 효능이 입증된 것이다. 디스크 질환의 경우 탈출된 디스크 부위에 염증이 일어나고 이 염증이 화학적으로 근처 신경을 손상시켜 이로 인해 심한 통증과 신경의 기능저하가 일어나고 결국에는 운동 및 감각저하로 이어지는데 신바로 한약은 이런 디스크 탈출 시 발생하는 염증에 효과적임이 밝혀졌다.

신바로 한약의 효과는 항염을 넘어 저하된 신경의 기능이 회복되는 데도 있었다. 임상에서 이런 사례를 수차례 경험하면서 이를 좀 더 명확하게 입증하기 위해 2009년 1월부터 10개월간 성균관대 약대와 공동 연구를 진행하였다.

연구는 좌골신경을 절제한 쥐를 통한 생체 내 실험과 손상된 인간의 신경아세포(SH-SY5Y)를 이용한 생체 외 실험으로 나누어 신경재생의 작용 기전을 조사했다. 좌골신경이 손상된 쥐는 한쪽 다리를 끌면서 걸을 수밖

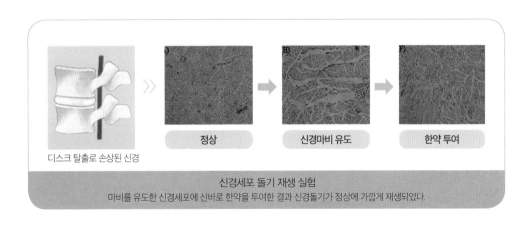

디스크 탈출로 손상된 신경

정상　신경마비 유도　한약 투여

신경세포 돌기 재생 실험
마비를 유도한 신경세포에 신바로 한약을 투여한 결과 신경돌기가 정상에 가깝게 재생되었다.

에 없는데 신바로 한약을 투여하니 손상된 신경 기능이 2주 후부터 회복되기 시작해 8주 후에는 신바로 한약을 복용하지 않은 쥐보다 신경 회복 속도가 3배에 이르렀고 실제 신경의 길이도 재생되어 늘어남을 확인할 수 있었다.

또 인간의 신경아세포를 이용한 실험은 산화적 손상을 유도한 후 세포 손상 시 활성화되는 ROS, LDH 등의 함량과 세포 생존율을 측정했는데 신바로 한약을 처리한 세포에서 세포 손상을 촉진하는 물질이 대조군에 비해 현저히 낮았으며 높은 생존율을 보였다.

이는 신바로 한약이 디스크로 인한 염증 반응을 억제하는 방어효과 뿐 아니라 손상된 신경을 적극적으로 재생시키는 기능까지 할 수 있음을 확인한 것이다.

또 신바로 한약은 연골을 보호하는 데도 효과적이다. 자생한방병원과 성균관대 약대 연구팀은 토끼에게 골관절염을 유발한 후 72시간 동안 신바로 한약의 효과를 알아보았다. 골관절염이 있으면 연골의 구조가 손상

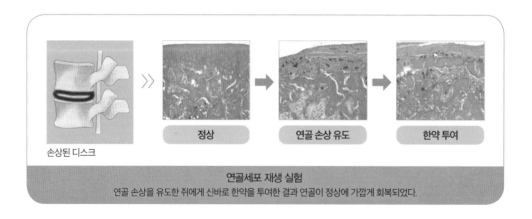

손상된 디스크

정상　　　연골 손상 유도　　　한약 투여

연골세포 재생 실험
연골 손상을 유도한 쥐에게 신바로 한약을 투여한 결과 연골이 정상에 가깝게 회복되었다.

을 입으면서 GAG(클리코사미노글리칸)라는 물질이 방출된다. 골관절 질환의 해열진통소염제인 디클로페낙과 그 효능을 비교하였는데 디클로페낙 사용군과 신바로 한약 투여군 모두에서 GAG의 방출이 억제됨을 확인했다. 그리고 흰쥐의 관절을 이용한 실험에서도 한약 경구 투여 28일 후 연골의 치밀도를 비교하였더니 신바로 한약을 투여한 쥐의 연골 조직은 신바로 한약을 복용하지 않은 쥐에 비해 훨씬 더 연골이 치밀하게 회복됨을 알 수 있었다.

이렇게 척추질환에 효과적인 신바로 한약은 장기복용해도 안전하다. 보통 한약은 약 6개월에서 1년씩 장기복용하는 경우가 많다. 디스크가 하루아침에 생긴 질환이 아니어서 원인을 뿌리 뽑는데도 그만큼 시간이 오래 걸리기 때문이다. 만약 일반 진통제를 그렇게 오래 복용하면 위를 다 버리고 간 수치도 엄청나게 올라갈 수 있다. 또한 여러 국제적 연구결과에 의하면 진통제를 지속적으로 복용하면 중풍이나 심근경색과 같은 심혈관 질환까지 유발할 수 있다고 한다.

그렇다면 신바로 한약은 어떨까? 일반적으로 한약의 간 독성 문제를 걱정하는 사람이 많지만 사실은 그렇지 않다. 자생한방병원은 내원한 환자 6,894명을 대상으로 신바로 한약을 복용했을 때 간 독성이 발생하는지를 분석하였는데, 한약으로 유발된다고 추정되는 독성 문제는 발생하지 않았다.

심지어 자생한방병원에 오기 전에 다른 진통제들을 장기복용해서 간 독성이 있었던 환자 중에 신바로 한약을 먹고 오히려 간 수치가 떨어진 환자들도 많았다. 그중 원래 간 독성이 있던 환자의 60%는 아예 간 독성이 없어지기도 했다. 이런 연구는 한약의 간 독성 연구 중에서도 가장 대규모로 진행된 것이라서 국제적인 저널에 소개되기도 했다.

그렇다면 왜 우리나라에서는 한약의 간 독성 문제가 꾸준히 제기되는 것일까? 한국에서 한약의 간 독성 연구는 이해갈등관계가 존재할 가능성이 크다. 한국에서 발표된 간 질환 관련 연구 중 가장 규모가 큰 연구를 보면 전체 약인성 간 손상(양약이든 한약이든 약물로 인한 간 손상)의 빈도가 연간 10만 명 당 12건이다. 이는 통상적으로 해외에서 발생하는 빈도와 큰 차이가 없다. 프랑스의 경우 10만 명 당 13.9명, 아이슬란드의 경우 19.1명으로 알려져 있다. 따라서 간 손상이 발생하는 세부 원인도 해외와 유사한 분포가 관찰되어야 하지만 한국에서는 한약이 27.5%, 양약 27.3%로 한약에 의한 간 손상 빈도가 유례없이 높게 나타났다.

의사가 한약도 처방할 수 있어서 한약과의 이해갈등관계가 덜할 것으로 보이는 일본은 다르다. 일본은 의사의 70% 이상이 한약을 처방해 본 경험이 있는 것으로 조사되었다. 이런 일본이 10년간 보고된 보고서에 따르면 전체 약인성 간 손상의 60% 이상이 양약에 의한 것으로 확인됐다. 반면 한약이 간 손상의 원인이 된 경우는 7.1%로 양약의 1/10 정도로 안전하였다.

여러 연구결과를 통해 신바로 한약의 효능과 안전성을 과학적으로 입증한 후 척추의학계는 의심의 눈초리를 거둔 지 오래다. 신바로 한약은 염증을 억제하고, 뼈와 신경을 재생시키며 연골을 보호함으로써 우리 몸의 자생력을 강화하는 우수한 한약이다. 뿐만 아니라 오래 복용해도 간 독성을 일으키지 않으니 디스크로 고생하는 많은 환자에게 적극 추천할 수 있는 안전하면서도 효과 좋은 비수술 치료법임이 분명하다.

신바로 한약의 핵심 성분, 신바로메틴

다양한 한약재의 추출물로 만들어진 청파전의 유효 성분을 확인하는 과정에서 발견한 성분이 '신바로메틴'이다. 이는 척추 및 골관절 질환을 치료하는 데 효과적인 핵심 성분이다. 신바로메틴은 동물 실험과 세포·분자생물학적 실험을 통해 골관절 질환 원인 세포의 증식을 억제하고 신경을 재생하는 데 탁월한 효능이 있음이 과학적으로 증명되었다.

신바로메틴을 발견한 후 자생한방병원은 국내는 물론 일본, 미국에서 물질 특허를 동시에 출원했으며, 2003년 미국에서 제일 먼저 특허를 획득했다. 심사가 까다롭고 엄격하기로 정평이 난 미국 물질 특허 시장에서 순수 한방 생약 성분이 뼈의 재생물질로 인정을 받은 것은 매우 이례적이다.

그동안 한약은 치료 효과가 뛰어남에도 약물 성분과 작용 메커니즘이 규명되지 않아 서양의학으로부터 홀대를 받았다. 그런데 신바로메틴이 미국에서 물질 특허를 받으면서 한약이 부작용 없는 생약 전문 치료제로 개발될 가능성을 보여주었기에 더욱 의미가 있다.

신바로메틴의 효능이 과학적으로 입증되면서 녹십자와 함께 신약 개발을 시작했다. 녹십자는 신바로메틴이 신경을 재생한다는데 크게 놀라며 관심을 보였다.

8년 여에 걸쳐 신약 연구를 진행한 결과 2011년 1월에는 녹십자가 '신바로메틴'을 이용한 천연물신약인 '신바로캡슐'을 개발했다. 강남 성모병원, 신촌 세브란스 병원 등 8개 대학병원에서 임상실험을 했는데 결과는 놀라웠다. 세계적으로도 가장 많이 팔리는 관절염 약인 세레브렉스(Celebrex, 성분명 Celecoxib)와 비교했을 때 신바로캡슐이 항염증, 소염 효과가 뒤지지 않았기 때문이다. 또 세레브렉스가 위장출혈, 소화불량 등의 부작용을 일으킬 수 있는 것에 비해 신바로메틴은 부작용이 거의 없었다.

현재 신바로캡슐은 천연물신약 4호로 시판 중이다. 한약의 효능을 부정했던 서양의학에서 신바로 한약의 핵심 성분인 신바로메틴으로 만든 약을 사용하고 있는 셈이다.

신바로메틴을 침으로 놓는 신바로 약침

침의 진통효과는 이미 잘 알려져 있다. 한방의 침은 이미 양방에서도 인정할 정도로 통증 억제 효과가 탁월하다. 2017년 미국 내과학회에서 발표한 새로운 요통 가이드라인에 약물치료를 하기 전에 비약물 치료를 먼저 할 것을 권하는데 급성이든, 만성이든 상관없이 비약물 치료로 침을 언급했을 정도이다.

지금까지의 침 연구에 의하면 침으로 통증부위를 자극하면 뇌에서 마약성 진통제인 오피오이드 계열의 성분이 나와서 통증을 제어한다고 한다. 그밖에도 침은 근육이 굳어있을 때 굳은 부위에 놓으면 근육을 풀어주는 역할도 한다.

이런 침 고유의 효과에 한약의 효과까지 더해 시너지 효과를 내는 것이 '약침'이다. 즉 약침은 한약의 성분을 침을 통해 주입해 통증도 잡고, 약해진 뼈와 관절, 근육과 인대를 강화해주는 치료법이다.

일반적으로 약침에는 녹용, 인삼, 홍화, 봉독 등의 순수 한약재에서 추출한 엑기스 성분을 사용한다. 자생한방병원에서는 신바로메틴을 이용해 신바로 약침을 만들었는데 그 효과가 일반 약침과는 비교할 수 없을 정도로 빨리 나타났다. 실제로 입원 환자를 대상으로 일반 약침과 신바로 약침을 사용한 환자군을 비교하는 연구결과, 역시 신바로 약침 치료를 받은 환자들이 훨씬 빠른 회복을 보였다.

아픈 부위의 혈자리에 신바로 약침을 직접 주입하면 디스크가 심해 오랜 기간 치료해도 잘 낫지 않았던 환자들

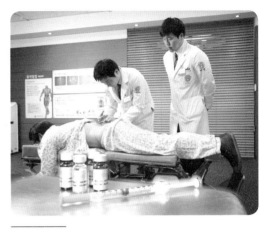

신바로 약침은 신바로메틴을 이용한 것으로 일반 약침보다 효과가 빠르고 뛰어나다. 또한 한약을 복용하지 못하는 환자에게 매우 유용하다.

을 효과적으로 치료할 수 있다. 또한 여러 가지 이유로 약물을 복용하기 힘들어 치료 경과가 좋지 않았던 환자들에게도 유용하다. 소화기관이 좋지 않아 한약을 복용하지 못했던 환자가 신바로 약침으로 호전된 사례는 아주 많다.

무엇보다 신바로 약침은 부작용 없이 통증을 없애고 효과적으로 디스크를 치료할 수 있다는 점이 매력적이다. 기존 척추관절 질환에 효과가 높은 봉침은 일부 환자에게서 과민반응이 나타나는 경우가 있었지만 신바로 약침은 과민반응이 거의 나타나지 않아 안심하고 치료받을 수 있다. 신바로 약침에 들어있는 신바로메틴이란 성분이 염증을 효과적으로 없애줄 뿐만 아니라 신경과 연골, 뼈를 재생시켜주기 때문에 근본적으로 디스크를 치료할 수 있음은 더 말할 것도 없다.

신바로 약침을 시행한 후 자생의 디스크 치료율은 더욱 높아졌다. 동작

침법, 추나요법, 신바로 한약에 이어 신바로 약침까지 추가되면서 현재 디스크 치료율은 95%까지 올라간 상태다. 이는 잘 낫지 않는 고질적인 디스크까지 거의 다 고칠 수 있음을 의미한다.

자생 봉침요법

봉침요법은 한약재 엑기스 대신 벌에서 추출한 봉독을 인체에 무해하도록 정제하여 경혈에 주입하는 치료법이다. 봉침요법은 특히 침을 놓은 후에 나타나는 가벼운 열감과 면역작용으로 뜸의 효과까지 동시에 얻을 수 있다는 점이 매력적이다. 침과 뜸의 효과가 결합돼 일반적인 침 치료법으로는 해소하기 어려운 통증이나 염증을 완화시켜 주며 회복력을 높여주는 효과를 자랑한다.

또 봉침요법은 단 1회의 시술로도 효과가 짧게는 3~4일, 길게는 일주일 정도 지속돼 경제적이며 효율적인 치료법이다. 단, 시술을 받기 전에 봉독에 과민하게 반응하는 특이체질인지를 반드시 테스트해보아야 한다. 알레르기 테스트에서 안전하다고 판단되어 봉침 시술을 받은 다음에도 사람에 따라서는 2~3일 동안 오한, 발열, 전신이 쑤시고 몸살과 비슷한 증상이 나타나거나 몸이 부을 수 있다.

이처럼 봉침요법은 효과는 좋지만 불편감이 있고, 과민한 체질인 경우 약간의 부작용이 나타날 수 있어 환자들이 선호하지 않는 경향이 있다. 이런 문제를 해결하기 위해 자생한방병원에서는 봉독에서 히스타민을 비롯한 부작용을 일으키는 물질을 제거해 안전성을 높였다.

2015년 일반봉침과 자생한방병원의 봉침의 효과를 비교하는 실험을 한 결과 소염 효과는 동일했는데, 피부과민반응은 자생봉침요법이 훨씬 안전했다. 일반봉침에서는 일부 환자에게서 붓고 가려운 증상이 나타났는데, 자생봉침은 이런 증상이 거의 나타나지 않았다. 이러한 부분이 인정되어 국제저널인 〈에쓰노파마콜로지(Journal of Ethnopharmacology)〉에 자생봉침의 효과와 안전성이 소개되어졌다.

사실 임상에서는 봉침요법을 단독으로 사용하기보다 신바로 약침과 병행하는 경우가 많다. 신바로 약침을 기본으로 하고 봉침요법은 상태를 봐가면서 조절해 사용한다. 이 두 가지를 적절하게 사용하면 효과적으로 염증을 억제하고 통증을 완화시킬 뿐만 아니라 면역력을 강화시켜 결과적으로 빠르게 디스크를 치료할 수 있다.

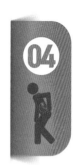

환자 스스로
재활하도록 돕는
동작침법

동작침법으로
마비가
풀린다고?

최기호(남성, 51세) 씨는 요추에 협착증이 있어 평소 꾸준히 운동하고 조심하며 허리를 관리하던 분이다. 그렇게 관리를 했는데도 지난해 여름 허리에 '찌릿' 하는 통증이 왔다. 처음 3일 동안은 큰 통증이 없었는데 4일째 되는 날 아침, 그는 자리에서 일어날 수가 없었다. 몸을 전혀 움직이지 못할 정도로 상태가 심각해진 것이다.

최기호 씨는 결국 들것에 실린 채 내원했다. 당시 최 씨는 발을 움직일 때마다 고관절부터 새끼발가락 끝까지 이어지는 극심한 통증을 호소했다. 진단 결과 요추 4번과 5번 사이의 협착과 디스크가 심해서 신경이 눌리고 있었다.

먼저 추나요법으로 변형된 골반과 척추의 이상으로 틀어진 골격을 바로 잡았다. 이어 다섯 군데 혈에 침을 꽂은 채 의료진의 도움을 받아 병원 복도를 수차례 왕복하는 동작침법으로 통증을 경감시키고 굳어진 근육과 인대를 풀어주었다. 20분 정도가 지나자 최 씨는 놀랍게도 보조자의 도움 없이 혼자서 걷기 시작했다. 최 씨 역시 두 발로 걸어가는 자신의 모습이 믿어지지 않는다는 듯 감탄하는 기색으로 말했다.

"확실히 응급조치로 동작침이 굉장히 탁월한 효과가 있네요. 저는 허리를 많이 아파 봐서 아무리 통증이 심해도 몸을 움직이는 데는 별문제가 없었어요. 아예 마비가 된 것처럼 꼼짝도 못 한 것은 이번이 처음이에요. 그런데 침을 맞고 나니 이렇게 지팡이 없이도 혼자 걸을 수 있네요. 믿을 수가 없어요."

동작침법을 받은 환자들이나 이를 지켜본 보호자들은 대부분 빠른 치유 속도와 놀라운 회복력을 눈으로 직접 보고도 믿기지 않는다는 반응을 나타낸다. 꼼짝도 못 하던 환자가 불과 20~30분 만에 혼자서 화장실을 가니 믿어지지 않는 것이 당연하다.

어떻게 마비된 것이나 다름없던 허리가 동작침법으로 금방 풀릴 수 있는 것일까? 여기에는 신비한 인체의 비밀이 숨겨져 있다.

디스크가 터져 구급차로 급하게 실려 온 환자들은 아무런 거동도 못 하고 움직일 수도 없는 상태이다. 이때 환자의 뇌는 '나는 디스크에 심각한 손상이 와서 움직일 수가 없다'고 인식해버린다. 그러고는 '어, 큰일 났다. 허리를 쓰면 안 되겠어'라며 허리를 보호하라는 신호를 다시 몸에 보낸다.

신호를 받은 근육들은 허리를 보호하기 위해 신속하게 움츠러든다. 인대나 근육에 상처가 나면 그 상처를 치유하고자 주변 근육이 상처를 압박

동작침법

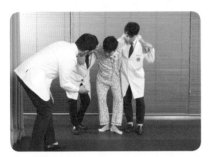

동작침법 1단계
동작침법 치료를 위해 환자를 부축해 일으켜 세운다.

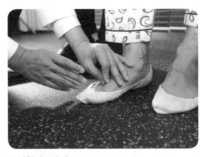

동작침법 2단계
목 뒤, 발등 등 총 5군데 경혈점에 침을 놓는다.

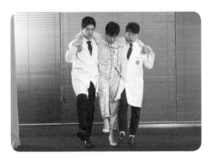

동작침법 3단계
의사 2명이 환자를 양쪽에서 부축하면서 걷도록 돕는다.

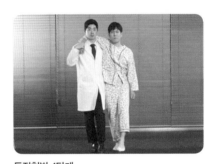

동작침법 4단계
환자의 통증이 줄어드는 정도에 따라 서서히 보행 보조를 줄인다.

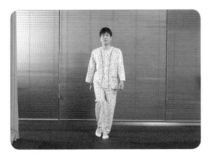

동작침법 5단계
환자가 스스로 걷는다.

동작침을 맞고 부축을 받아 걸으면 통증이 줄어들고, 딱딱하게 굳은 근육과 인대가 풀어진다. 응급조치로 상당히 효과가 좋아 일어나지 못했던 환자가 침을 맞은 후 스스로 걸을 정도다.

하는 과정이다. 결국 디스크 주변 근육들이 딱딱하게 굳어지고, 관절 운동이 제한되기 쉽다. 관절 운동이 제한되면 그 사이에 있던 혈관들이 압박을 받아 혈액순환에도 지장이 생긴다. 우리 몸은 혈액을 통해 산소와 영양을 공급받는다. 혈액순환이 잘 안 되면 깊은 곳에 있는 심부 근육에 산소가 부족해지면서 극심한 통증이 발생한다.

보통 통증이 심해 움직이지 못할 정도면 디스크가 크게 손상되었다고 생각하기 쉬운데 그렇지 않다. 디스크의 손상 정도와는 상관없이 뇌가 무조건 허리를 보호해야 한다며 근육을 수축시켜 단단하게 만드는 것이다. 이처럼 실제로는 마비가 될 정도로 디스크가 손상된 것이 아니어도 뇌가 스스로 마비를 부르는 경우가 많다.

이럴 때 자생한방병원은 스스로 마비를 만들어 움직이지 못하는 환자를 양쪽에서 부축해 한 발 두 발 조금씩 걷도록 유도한다. 그때만 해도 환자는 힘들어서 보조자에 기댄 채 전혀 움직이지를 못한다. 이때 의사가 통증에 바로 반응하는 경혈점에 침을 놓는다. 그러면 뇌에서 통증을 제어할 수 있는 물질이 확 분비되면서 통증이 줄어든다. 극심한 통증에 비명을 지르던 환자는 통증이 줄면 '약간 괜찮네'라고 느끼면서 안심하고 조금씩 발걸음을 옮긴다.

비록 부축을 받고 제자리걸음을 하는 수준이라도 '내가 설 수도 있고, 약간 발을 뗄 수 있다'는 신호를 뇌에 보내면 뇌는 처음 생각했던 것보다 디스크가 심하게 손상된 것은 아니라고 인식하게 된다. 그때 의사가 또 경혈점에 자입해 있는 침에 자극을 주면 또다시 뇌에서 통증을 조절하는 물질이 분비되고, 100에서 90으로 줄었던 통증은 다시 80으로 낮아진다.

그런 상태에서 한 5분 정도 부축을 받으며 조금씩 걸으면 어느새 뇌는 '어라, 이제 좀 걸을만하네'라고 인지한다.

그런 과정을 되풀이하면서 뇌가 점점 더 괜찮다고 생각하고 안심하면 디스크가 더 손상되는 것을 막기 위해 급격히 뭉쳤던 근육들이 서서히 풀리면서 한결 움직이기가 쉬워진다. 물론 동작침법 한두 번으로 손상된 디스크가 그 즉시 완전히 치유되는 것은 아니다. 하지만 뇌에서 과잉 반응해 허리에 불필요한 신호를 보내 생겼던 통증이 사라지면서 환자는 불안과 공포에서 벗어나 스스로 움직여보려는 의지를 갖게 된다.

동작침법은 환자를 스스로 움직이게 함으로써 뭉치고 굳은 근육을 자극하고 풀어주며, 사용하지 않던 부분까지 사용하게 만들어 우리 몸의 자생력을 높여주는 치료이다. 사실 허리가 아픈 사람에게 동작침법을 쓰는 한의사는 그리 많지 않다. 움직이지 않으려는 환자를 독려하며 할 수 있다는 자신감을 불어넣어 주는 과정이 결코 만만치 않기 때문이다. 하지만 치료를 받으면서 직접 효과를 경험한 환자들은 스스로 나을 수 있다는 신념을 갖고 치료를 받게 돼 몸과 마음이 빠르게 회복된다.

동작침법의 기적 같은 효과, 세계가 주목하다

동작침법은 단순한 침 치료가 아니다. 척추 견인에서부터 시작해 환자에게 나을 수 있다는 동기를 부여하고, 실제로 침을 놓음과 동시에 환자 스스로 움직이도록 하는 인지감응요법까지 복합된 고도의 침 치료법이자 수기요법이며 또한 정신치료법이기도 하다.

동작침법은 극심한 통증으로 거의 움직이지 못하는 급성디스크 환자들도 시술 후 20~30분 안에 혼자 걸을 수 있을 정도로 효과가 빨리 나타난다. 가만히 누워 침을 맞는 일반 침 치료와는 달리, 동작침법은 근육 관련 혈 자리에 침을 꽂은 상태에서 15분 정도 몸을 움직이게 한다는 특징이 있다. 일반적으로 당장 운동이 제한되는 디스크 응급상황에서 가장 많이 쓰이지만, 그 밖에 낙침, 항강통, 급성요부염좌, 좌골신경통 등 다른 부위의 근골격계 질환에도 많이 사용된다.

동작침법은 한약치료와 더불어 자생의 비수술 치료법을 대표하는 양대산맥 중 하나다. 둘 다 신준식 박사가 수십 년 동안 연구해 만든 결정판이라 할 수 있다. 한약이 만성화된 디스크 환자의 원인 치료를 유도하는 자생요법이라면 동작침법은 환자의 눈앞에서 기적처럼 효과가 나타나는 각성요법에 해당한다.

자생한방병원의 획기적인 디스크 치료법으로 동작침법이 환자들 사이에서 소문이 나면서 의료계에서도 동작침법의 효과에 대해 비상한 관심을 보였다. 이에 자생한방병원은 한국한의학 연구원, 부산대한의학전문대학원과 공동으로 '심한 기능장애를 동반한 급성요통 환자에 대한 동작침법의 유효성 및 안정성'을 연구했다.

연구결과 동작침법이 심한 기능장애를 가진 급성요통 환자에게서 즉각적 진통 효과와 기능장애를 회복하는 데 긍정적인 효과가 있다는 것을 입증했다. 이 내용은 2013년, 세계적인 학술저널인 〈PAIN(The Journal of the International Association for the study of Pain)〉지에 게재돼 학술적 가치를 인정받기도 했다.

연구는 심한 기능장애를 가진 급성 요통 환자 58명을 대상으로 무작위 배정해서 실험군(29명)에게는 동작침법을 실시하고, 대조군(29명)에게는 비스테로이드 항염증 약물(디클로페낙)을 근육 내에 주사해 통증 및 기능장애 개선 정도를 평가하는 방식으로 진행되었다. 실험군과 대조군에게 각각 동작침법과 약물치료를

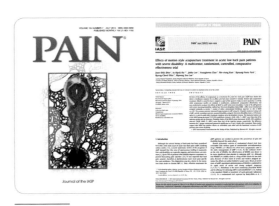

동작침법의 치료 효과 논문이 게재된 〈PAIN〉지. 동작침법을 형상화한 회화가 표지로 채택되기도 했다

실시한 후 치료 전과 치료 30분 후 허리와 다리의 통증 정도(NRS), 척추기능장애지수(ODI), 요부 이학적 검진을 실시했다. 또한 치료 30분 후에는 추가로 이상반응 여부와 환자가 주관적으로 느끼는 호전 정도(PGIC)를 조사했다.

그 결과 동작침법을 실시한 실험군은 치료 30분 후 허리와 다리의 통증이 줄어들고, 척추기능장애지수도 감소한 것으로 나타났다. 반면 대조군은 허리의 통증은 줄어들었지만 다리 통증과 척추기능장애지수는 개선되지 않은 것으로 나타났다. 또한 동작침법을 시행한 환자들은 30분 만에 현저히 몸의 기능이 회복되어 입원하지 않고 통원치료가 가능해졌고, 약물 주사를 맞은 환자들은 척추 기능 호전이 미미하여 이삼일 동안 꼼짝도 못 하고 입원해야만 했다. 한마디로 동작침법을 하느냐 마느냐에 따라 회복 속도가 현저히 차이가 난 것이다.

동작침법과 일반 약물 주사 시술은 회복 속도뿐만 아니라 치료 비용면

에서도 상당한 차이를 보였다. 또 30분 만에 회복되는 환자를 보면서 의료진에 대한 믿음도 생기는 일석삼조의 효과를 보게 됨을 연구를 통해 여실히 증명할 수 있었다.

이 연구로 동작침법이 급성요통 환자의 허리와 다리의 통증을 즉각적으로 감소시켜 주고, 척추기능장애를 회복시켜 주는 데 도움이 된다는 것이 입증되었다. 뿐만 아니라 그 효능이 양방에서 널리 쓰이는 항염증 진통 주사치료보다도 우수하다는 것이 밝혀졌다.

많은 연구에서 급성요통이 만성요통으로 빠지는 가장 큰 기전 중의 하나가 정신심리학적인 것임이 밝혀졌다. 즉 우울증 등이 동반되어 환자가 회복에 대한 믿음이 없어지는 것이 만성으로 진행되는 가장 큰 위험 요인 중 하나인 것이다. 이것은 디스크가 심하든 심하지 않든, 경과가 오래됐든 아니든 상관이 없었다. 그런 면에서 동작침법은 30분 만에 회복에 대한 믿음이 생기니 디스크가 만성으로 가지 않도록 도와주는 획기적인 치료법이라 할 수 있다.

동작침법은 미국, 러시아, 카자흐스탄, 몽골, 이집트, 멕시코 등 무수히 많은 해외 유명 의과대학 및 대형병원의 초청 강연에서 강연 후 직접 환자 치료 시연을 통해 그 효과를 보여줌으로써 해외 의료진의 관심과 주목을 받고 있다. 요통뿐만이 아니라 낙침, 항강통, 급성요부염좌, 좌골신경통 등에도 즉각적인 효과를 보임으로써 해외 의료진들의 교육 문의가 쇄도하고 있으며, 미국 정골의사협회(AOA, American Osteopathic Association)가 인정하는 미국 의료진들의 보수교육 강의를 통해서도 매년 소개되고 교육되고 있다.

신준식 박사, 동작침법 해외 치료 시연

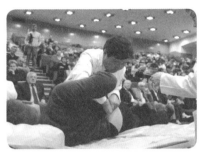

2011년 신준식 박사가 러시아국립의과대학 초청으로 자생 척추치료법 강연을 펼쳤다.

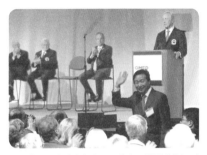

2012년 신준식 박사가 미국 국제정골의학회컨퍼런스에 초청되었다.

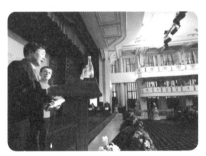

2013년 카자흐스탄 국립의과대학 초청으로 신준식 박사가 자생비수술디스크치료법을 강연했다.

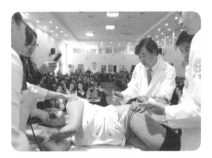

2014년 몽골 국립 제3병원 초청으로 신준식 박사가 자생비수술디스크치료법 강연을 펼쳤다.

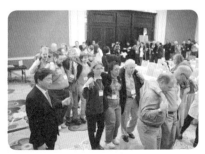

2015년 미국정골의사협회(AOA)의 의료진 2000여 명이 신준식 박사의 교육에 따라 단체로 동작침법을 실습하고 있다.

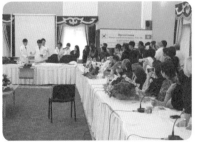

2016년 키르기스스탄 대통령병원 개원 70주년 기념식에서 현지 의료진들이 신준식 박사의 임상 강연을 지켜보고 있다.

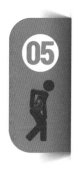

비뚤어진 척추와 근육을 바로잡는 추나요법

한국 추나요법을 창설한 추나의 메카, 자생

"추나요법이 뭐죠? 정말 추나요법으로 지긋지긋한 디스크를 고칠 수 있나요?"

지금은 추나요법이 많이 대중화되었지만 자생한방병원이 처음 디스크 치료에 추나요법을 도입하였을 때만 해도 사람들은 못 미더워했다. 수술을 하지도 않고 어떻게 손으로 어긋난 뼈와 관절을 맞춰 디스크를 고친다는 것인지 의심하는 사람들이 많았다.

추나요법의 역사는 최소 2,500여 년이 넘는다. 그 오랜 세월 동안 검증된 치료법임에도 자생한방병원의 추나요법이 '수술 없이 디스크를 고친다'는 것을 인정받기까지는 참으로 긴 시간이 걸렸다. 자생한방병원 신준식 박사는 20여 년 이상 디스크를 효과적으로 치료할 수 있는 추나요법을 만들기 위해 노력했다. 전통적인 추나요법을 바탕으로 수많은 연구를 거듭하면서 좀 더 효과적인 방법들을 찾아내고, 이를 임상에 접목해 효과를 검증하는 작업을 거듭했다. 그 결과 지금 많은 디스크 환자의 고통을 없애주는 자생 추나요법이 탄생할 수 있었다.

지금은 추나요법의 효과를 양방에서도 인정하지만 처음 추나요법을 선보였을 때만 해도 반응이 싸늘했다. 일부 의학회에서는 추나요법을 인정하지 않기도 했다. 그럼에도 신 박사는 1991년 대한추나의학회(현 척추신경추나의학회)를 설립하는 한편, 논문 200여 편을 뒤지고, 추나요법의 효과를 입증할 수 있는 각종 연구 자료를 만들어 결국 추나요법이 수술 없이 디스크를 치료하는 데 아무 문제가 없음을 입증했다. 수많은 우여곡절 끝에 2017년 2월부터 보건복지부에서 '추나요법'을 정식 의료보험 진료과목으로 채택하기 위한 시범사업이 진행되고 있다.

추나요법은 자생력을 이용한 치료법

추나요법의 기본 원리는 '자생력'에 있다. 우리 몸은 질병에 걸렸거나 균형을 잃었을 때 이를 자연스럽게 원위치로 돌리고 회복하게끔 하는 스스로의 힘을 갖고 있다. 이 힘을 '자생력'이라 하는데 추나요법도 우리 몸의 자생력을 활용한 치료법이라 할 수 있다. 즉 추나요법은 우리 몸이 자생력을 발휘할 수 있도록 돕는 역할을 한다.

우리 몸의 뼈와 관절들이 정상 위치에서 어긋나게 되면 혈관, 인대, 신경, 근막 등 그 뼈를 둘러싸는 연하고 부드러운 조직들이 붓게 된다. 또한

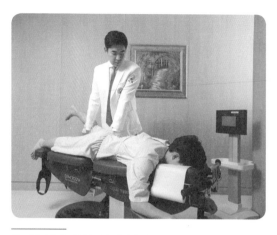

밀고 당기면서 어긋난 뼈와 관절이 제자리를 찾도록 하는 추나요법

근육과 인대들은 뼈를 제 위치로 돌려놓기 위해 장시간 긴장한 상태를 유지하는데, 그렇게 되면 결국 근육이 뭉치고 혈액순환에 이상이 생겨 통증을 느끼게 된다. 이때 추나요법으로 어긋난 뼈와 관절을 맞추어 정상 위치로 되돌리면, 뼈와 관절 그리고 주변 조직들이 제 기능을 회복하면서 통증이 사라진다. 이것이 추나요법의 원리다.

추나요법의 대표적인 치료법은 '추법'과 '나법'이다. 추(推)법은 밀어서 뼈나 관절을 조정하는 방법이고, 나(拿)법은 손으로 환부를 잡고 당겨서 고착된 관절을 열어 주고 서서히 연부조직을 풀어주는 방법이다.

추법은 엄지손가락이나 손바닥을 환부나 침혈 부위에 대고 힘을 주면서 일정한 방향으로 밀어 뼈와 관절을 조정하는 방법이다. 이것은 경락을 잘 통하게 하고 기를 잘 돌게 해주며 어혈을 푸는 데 효과가 있다.

나법은 주로 목이나 팔, 어깨, 다리에 시행하는데 환부나 혈침 부위의 좁아진 뼈 관절을 들었다 놓거나 잡아당기는 것을 반복하는 것이다. 골절이 생긴 후 뻣뻣해진 관절이나 다른 질병의 후유증을 없애는 데 효과적이다. 뼈와 뼈 사이를 늘려주는 나법은 주로 협착증이나 퇴행성디스크 등 노인성 질환에 이용된다.

이처럼 추나요법은 밀고 당기면서 어긋난 뼈와 관절이 제자리를 찾을 수 있도록 도와주는 치료법이다. 자생력을 최대한 끌어내 스스로 디스크를 치료하는 것이어서 안전하면서도 효과도 아주 크다.

근골격계 뿐만 아니라 내장질환도 치료 가능하다

"선생님. 허리가 아파서 추나요법을 받았는데, 신기하게 위장병이 좋아졌어요. 제가 위장이 안 좋아서 걸핏하면 소화가 안 되었거든요. 좋으면서도 믿어지지가 않아요. 왜 그런 거죠?"

환자들을 치료하다 보면 종종 이런 이야기를 듣는다. 추나요법을 받는데 허리만 좋아진 것이 아니라 소화가 잘되고 대소변도 잘 보고 답답했던 가슴이 시원해졌다는 것이다. 이것은 단지 기분 탓이 아니다. 실제로 추나요법은 어긋난 뼈와 근육을 바로잡는 데만 효과가 있는 것이 아니라 내장질환을 치료하는 데도 효과가 있다.

우리 몸의 골격과 내장은 별개인 것 같지만 그렇지가 않다. 골격과 내장은 밀접한 관련이 있다. 척추를 보면 척추 한가운데로 굵은 신경다발이 지나가면서 뼈와 뼈 사이로 가지신경이 나와 위장, 간장, 신장, 심장을 비롯한 오장육부에 연결된다. 척추 뼈의 정렬이 비뚤어져 신경이 눌리면 해당 신경이 이어지는 장기에 문제가 생길 수밖에 없는 구조이다.

척추 밑에 연결되어 있는 골반도 장기와 관련이 깊다. 신장, 방광, 소장, 대장은 물론 여성의 경우 자궁까지 골반이 품고 있다. 골반이 틀어지면 자궁, 신장, 방광 등에 문제가 잘 생기는 것도 이 때문이다.

이처럼 척추를 비롯한 골격과 내부 장기들은 서로 연결되어 있으므로 내장질환이 있을 때도 추나요법을 많이 시행한다. 한의학에서는 '통하면 아프지 않고, 통하지 않으면 아프다(通則不痛 不通則痛)'는 말이 있다. 어떤 이유에서든 혈액순환이 잘 안 되고, 척추 뼈가 어긋나거나 디스크가 삐져 나와 신경을 눌러 막으면 병이 날 수밖에 없다. 위로 연결되는 신경이 막히면 위가 아프고, 신장으로 연결되는 신경에 문제가 생기면 신장이 아픈 것이다. 따라서 추나요법으로 뼈와 근육을 바로잡아 문제가 된 신경을 회복시키면 연결되어 있던 장기는 자연스럽게 좋아진다.

오랫동안 디스크로 고생하는 분들은 대개 내장 기능의 균형이 깨졌을 가능성이 높다. 결국 추나요법은 디스크뿐만 아니라 디스크로 인해 이차적으로 발생한 내장질환까지 동시에 치료할 수 있는 치료법이라 할 수 있다.

하지만 한 번 추나요법을 받고 어긋난 뼈를 맞추었다고 결코 안심해서는 안 된다. 한 번 비뚤어진 척추 뼈 주위의 근육과 인대들이 뼈를 자꾸 비뚤어진 위치로 돌려놓기 때문이다. 한쪽 다리가 짧은 환자의 경우 추나요법으로 바로잡아 놓아도, 몸이 피곤하거나 나쁜 자세로 계단을 오르내리면 뼈는 다시 비뚤어져 다음 날이면 한쪽 다리가 또 짧아진 것을 볼 수 있다. 이미 한쪽은 근육과 인대가 늘어나 있고 다른 한쪽은 수축되어 있어 애써 뼈를 교정해놓아도 자꾸 예전의 상태로 돌아가기 때문이다.

오랜 시간에 걸쳐 틀어진 뼈를 한 번의 추나요법으로 교정한다는 것은 불가능하다. 충분한 시간을 두고 여러 차례 반복해서 받아야 교정된 상태를 유지할 수 있다. 또한 추나요법에만 의존하지 말고 스스로 척추를 삐뚤어지게 만드는 나쁜 생활습관과 자세를 교정하려고 노력해야 한다.

터진 디스크 치유 사례 13

치료에 신뢰가 있다면, 디스크도 감기처럼 앓는다

하인혁 원장(강남자생한방병원)

디스크 환자를 치료할 때 어려운 것 중의 하나가 디스크가 한방으로 치료된다는 것을 환자가 납득하지 못할 때이다. 이걸 이해시키려면 적지 않은 에너지가 드는데 그 사실을 잘 알고 온 환자가 있다면 긴 과정을 생략할 수 있다. 정동일 씨가 그런 환자였다.

정동일(남성, 60대) 씨는 본업에서 은퇴하고 취미 삼아 등산을 즐기던 분이다. 그런데 약 2주 전부터 등산 후에 허리와 다리가 아파서 나를 찾아왔다. 스스로가 디스크가 터진 것 같다며 MRI를 촬영해야겠다고 했고 아니나 다를까 촬영해보니 디스크 탈출이 상당히 진행되었다. 디스크가 생기는 이유와 어떻게 한방 치료로 치료하며 어디까지 좋아질 것인지 설명하려고 하자 이미 자생의 치료방법과 효과는 다 알고 있다며 현재 통증으로 힘드니 설명은 괜찮고 그냥 입원 치료를 받고 싶다고 했다.

자신의 상태를 궁금해하는 게 환자의 일반적인 모습인데 질문이 너무 없어서 기억에 남을 정도였다. 정동일 씨는 묻지도 따지지도 않고 자생치료에 대한 무한신뢰를 보냈다. 모든 치료에는 플라세보 효과가 더해지는데 신뢰가 높고 긍정적인 기대 덕분인지 정동일 씨는 입원 2주 만에 90% 이상의 통증이 없어졌다. 상당히 효과가 빠른 편이었다. 경험 상 이런 환자는 터진 디스크가 흡수될 확률이 높기 때문에 약 2개월 뒤에 MRI 검사를 권유했다. 역시나 2개월 뒤에 MRI 상에서도 터진 디스크가 깨끗하게 흡수된 것을 확인할 수 있었다.

정동일 씨가 더 기억에 남는 이유는 금방 나았는데도 특별히 기뻐하지 않았기 때문이다. 나중에 알고 보니 정동일 씨의 아주 가까운 지인 중 한 명이 나에게 치료받은 경험이 있어 치료방법이나 디스크 흡수 등 대부분의 내용을 들었다고 한다. 그래서 당연히 자신도 쉽게 나을 거라고 믿고 있었다는 것이다.

그런데 관리치료와 강화치료까지 받지 못했던 정동일 씨는 2년 후에 같은 부위에서 또 심각하게 디스크가 터졌다. 2년 전의 경험이 있어서 역시나 입원 후 같은 치료로 2주 만에 통증을 잡았고 3개월이 되기 전에 디스크가 깨끗하게 흡수되었다. 두 번 모두 디스크가 너무나 쉽게 흡수가 되었다. 이런 케이스는 전문가인 내 입장에서도 체질이라고 여겨질 정도였다. 감기도 하루 이틀이면 뚝 떨어지는 사람이 있는가 하면 걸릴 때마다 한 달씩 고생하는 환자도 있지 않은가. 디스크가 터지기도 잘 터지고, 터진 디스크가 흡수되기도 잘 흡수되니 마치 잠깐의 감기를 앓고 간 것 같은 환자였다. 그리고 정동일 씨가 금방 통증을 떨치고 일어날 수 있었던 데에는 한방 치료에 대한 믿음과 적극적인 협조가 큰 역할을 했다.

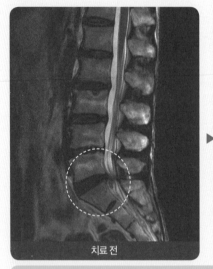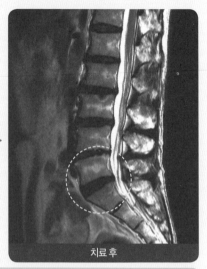

치료 전

치료 후

1차 디스크가 터졌을 때의 치료 전후
입원 치료로 통증을 빠르게 잡고 터진 디스크도 깨끗하게 흡수되었다.

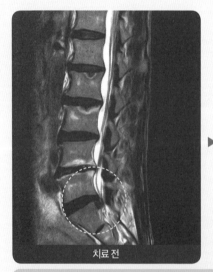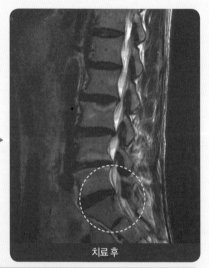

치료 전

치료 후

2차 디스크가 터졌을 때의 치료 전후
첫 치료 후 관리가 없어 재발했지만, 한방 치료로 다시 회복되었다.

러시아에서 찾아온 중증 환자, 집중치료로 일상을 되찾다

김하늘 원장(강남자생한방병원)

2017년 봄, 러시아에서 사샤(여성, 30대)가 나를 찾아왔다.

사샤는 갑자기 생긴 극심한 목과 팔 통증으로 러시아 병원에서 응급 수술을 권유 받았다. 검사 결과 디스크가 심하게 터져 신경을 강하게 압박하고 있으니 당장 목 디스크 수술을 받아야 한다고 한 것이다. 하지만 사샤는 수술에 대한 불안감과 두 려움으로 신경주사와 약물치료를 선택했다. 그런데 호전 반응이 전혀 없었고 수술 만큼은 피하고 싶었던 이 환자는 인터넷 검색과 주변 지인의 조언으로 자생한방병 원의 문을 두드렸다.

이메일을 통해 사샤의 MRI 자료를 먼저 확인해 보았다. 디스크 상태가 정말 심각 했다. 디스크가 터졌을 뿐만 아니라 신경 압박도 심해 어쩌면 수술하는 게 맞을 수 도 있겠다는 생각이 들 정도였다. 하지만 환자가 너무나 강하게 수술을 거부하고 있었기 때문에 화상 상담부터 진행했다. 화상으로 움직임을 확인해 보니 다행히 팔의 근력이 떨어지는 등의 심한 신경학적 증상은 보이지 않고 극심한 통증만을 호소하는 상태라 치료할 수 있겠다는 확신이 들었다.

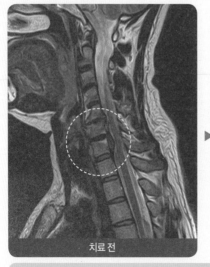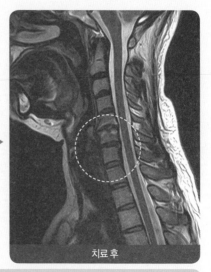

치료 전　　　　　　　　　　치료 후

러시아에서 찾아온 30대 여성 환자의 치료 전후
심각한 신경 압박이 있어 수술을 권유받았지만 3주간의 집중치료로 일상을 되찾았다.

환자는 화상 상담 후 즉시 한국으로 날아왔다. 한국으로 오는 직항 비행기가 없는 러시아 중앙부 하카스 공화국에 살고 있어 3시간 차를 타고 다시 기차로 환승해 5시간을 이동했다. 거기서 다시 비행기를 타고 24시간이 넘는 일정으로 자생에 찾아온 것이다.

처음 와 보는, 그것도 아는 사람 하나 없는 한국에 오는 내내 얼마나 긴장되고 불안했을까? 그 절박한 심정을 생각하다 보니 의사로서 어떻게든 낫게 해줘야겠다는 마음이 들었다.

3주간의 입원집중치료가 시작됐다. 환자 상태와 MRI를 비교하여 정밀하게 검진을 한 후, 염증을 가라앉히는 신바로 한약과 추나요법, 약침 등으로 하루에 2~3회 집중치료를 하다 보니 며칠이 지나 염증이 가라앉게 되었고 팔 통증도 나아지면서 밤에 편안히 잘 수 있을 정도가 됐다. 극심한 통증이 줄어들자 환자 스스로 나을 수 있겠다는 자신감이 붙었는지 3주간의 치료를 끝낼 때는 80% 이상 증상이 호전됐다. 퇴원 후 러시아로 돌아갈 때는 신바로 한약 2개월분을 더 처방했다.

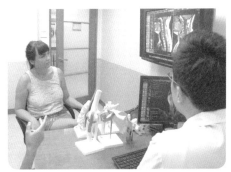

그 후에도 가끔 연락을 주고받으며 상태를 확인하곤 했는데 지난 8월, 환자가 굉장히 기쁜 소식을 전했다. 처음 수술 권유를 했던 러시아 현지 병원을 찾아 MRI를 찍어봤는데 그 결과가 놀라웠다는 것이다. 담당 의사가 집으로 직접 연락을 해 "대체 무슨 치료를 받았기에 7개월 만에 그 큰 디스크가 다 사라지게 된 것입니까?"하고 궁금해할 정도로 상태가 호전된 것이다.

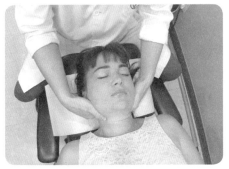

이후 사샤는 남편도 허리가 아프고, 본인도 척추를 더 건강하게 하고 싶다며 남편과 함께 한국에 다시 찾아와 강화치료를 받고 돌아갔다. 먼 길을 찾아온 환자, 그것도 긴급 수술의 기로에 놓였던 환자가 비수술 한방 치료로 다시 건강을 되찾은 것을 보며 의사로서 더할 나위 없는 기쁨을 느꼈다.

초기 임산부, 한방 치료로
디스크 고치고 순산했어요

정해찬 원장(해운대자생한방병원)

"원장님, 전화 상담 요청이 있습니다."

원내 메신저로 간호사의 메시지가 도착했다.

'정연희(33세) 님, 임신 12주차, 허리와 다리 통증이 극심하여 인근 병원에서 MRI 촬영을 했고 심한 디스크 파열 진단, 임신 상태에서 치료 불가 판정, 전화 상담 요청.'

임신 12주차라는 정보가 제일 먼저 눈에 들어왔다. '내가 과연 이분에게 무엇을 해드릴 수 있을까?' 걱정 반, 두려움 반으로 일단 전화를 걸었다.

수화기 건너편으로 환자의 간절한 목소리가 들렸다.

"원장님, 지금 통증이 너무 심해 아무것도 할 수가 없어요, 검사를 했던 병원에서는 임신 초기라 가벼운 진통제도 쓰기 어렵고 전기를 이용하는 물리치료도 안 된다고 그래요. 다른 선택을 한 다음에야 디스크 수술을 할 수 있다는 말을 들었어요. 과연 제가 수술 없이 치료할 수 있을까요?"

통증이 얼마나 극심할지 짐작이 갔다. 임산부 환자의 대부분은 혹시 태아에게 해가 될까 싶어 아무리 아파도 치료를 받지 않고 참는다. 그래서 통증이 점점 심해지고 환자도 갈수록 견디기가 힘들어진다.

나는 작은 도움이라도 되고자 하는 마음에 내원을 권했다. 전화 상담을 했던 주말에 정연희 씨는 남편과 첫째 아들을 데리고 자생한방병원에 내원했다. 가지고 온 검사 자료를 보니 요추 5번과 천추 1번 사이 디스크가 심하게 터져 있었다. 허리 통증과 좌측 다리 저림 증상이 심해 일상생활은 물론이고 걷기도 힘든 상태였다.

다행히 신경학적 마비는 없었기 때문에 임산부에게 가능한 한방 요법으로 비수술 치료가 가능한 상황이었다. 입원 치료를 하기로 했는데, 아니나 다를까 환자는 치료를 받는 것이 혹시나 태아에게 나쁜 영향을 주지 않을까 하는 걱정과 죄책감이 상당히 컸다. 디스크로 인한 고통과 입덧, 불안감, 첫째 아이를 떼놓는 상황까지 겹쳐서 그 어떤 환자보다 마음고생이 심했다. 그때 마침 내 아내도 임신 4개월째라서 누구보다 그 걱정에 공감할 수 있었다.

나는 무거운 마음을 안고 어렵게 찾아온 환자를 위해 정말 열심히 치료해야겠다고 매번 다짐했다. 나는 수시로 정연희 씨에게 첫째 임신 중에 한약을 복용하고 약침도 많이 맞았던 내 아내의 이야기를 해주면서 안심을 시켰다. 사실 당시 둘째 임신 중이었던 내 아내도 허리가 아플 땐 한약을 먹고 약침도 맞고 있었다.

치료를 받으면서 조금씩 증상이 호전돼 통증이 가볍게 줄어들었고, 가까운 걸음조차 힘들었던 상태에서 한 시간 동안 걷기 운동이 가능할 정도로 회복됐다. 환자는 총 36일의 입원 치료를 마치고 퇴원을 했는데 통증은 줄어들었지만 임신 중 치료에 대한 불안감은 떨치기 어려워 보였다.

그리고 8개월 뒤, 기쁜 소식이 들렸다. 건강하게 둘째 아이를 출산했다는 것이다. 지금 정연희 씨는 두 아들을 직접 키우며 유아복 쇼핑몰도 오픈해 누구보다 행

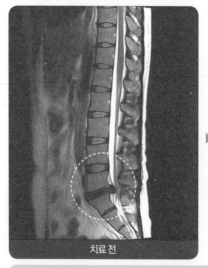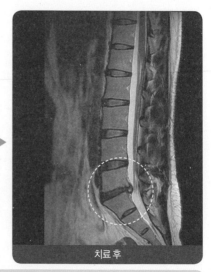

치료 전

치료 후

임신 중 디스크가 터져 내원한 30대 여성 환자의 치료 전후
입원 치료로 디스크가 호전됨은 물론 아기도 건강하게 출산했다.

복하게 지내고 있다. 13킬로그램이 넘는 둘째를 안을 때마다 손목이며 어깨며 관절이 다 아프다고 즐거운 푸념을 늘어놓지만 그럴 때마다 나는 힘들게 치료해 온 날들을 잊지 말고 늘 바른 자세와 운동을 하라 강조하곤 한다.

며칠 전 다시 병원을 찾아온 정연희 씨의 현재 상태를 확인하기 위해 MRI 검사를 했는데, 몸과 마음의 커다란 고통을 줬던 터진 디스크가 누가 봐도 확인 가능할 정도로 흡수돼 있었다. 나를 믿고 치료에 잘 따라와 준 환자와 엄마를 믿고 세상에 무사히 나와준 아기에게 새삼 고마운 마음이 든다.

치료할수록 터지는 디스크,
환자의 집념으로 흡수되다

박종훈 원장(안산자생한방병원)

가끔 환자가 아닌 내가 치료에 자신감을 잃어버리는 경우가 생긴다. 정호진(남성, 38세) 씨가 바로 그런 경우였다.

2014년 11월, 3개월간 지속되는 허리 통증과 다리 저림을 호소하며 정호진 씨가 나를 찾아왔다. 그는 친형이 디스크로 오랫동안 고생하다 수술 후에도 후유증과 추가적인 증상에 시달리는 걸 봐온 터라 디스크에 대한 기본 지식을 많이 알고 있었다. 또 오래 앉아서 일하는 생활패턴이 문제라는 인식이 강했고 증상에 대한 이해도 빨랐다. 아주 오래전부터 간헐적인 허리 통증이 있었기에 근본 치료를 하겠다는 마음도 먹고 있었다.

MRI 검사 결과 예상대로 요추 4~5번 사이 추간판이 짙은 검은색으로 보였고, 디스크 주변의 퇴행성 변화와 더불어 후방으로 디스크가 튀어나와 있었다.

평균적인 예후와 치료 계획을 설명하고 주1, 2회 내원하는 방식으로 외래 치료에 돌입하였다. 그러나 기대와 달리 증상이 쉽게 가라앉지 않았고, 4주가 넘도록 호전될 기미가 보이지 않았다. 원인이 되는 일상생활의 교정이 쉽지 않은 것이 그 이유라고 환자와 공감한 후, 입원집중치료 계획을 세웠다. 2014년 12월부터 입원 치료에 돌입하였고, 매일매일 집중적인 처치와 함께 신바로 한약을 복용하게 했다.

그런데 증상이 잡히기는커녕 입원 일주일 만에 갑작스러운 통증 증가와 하지부 근력저하가 발생했다. 근력저하 때문에 곧바로 MRI 검사를 했는데 환자와 나 모두 크게 당황할 수밖에 없는 결과가 나왔다. 한 달 전 돌출 양상을 보였던 디스크 주변으로 수핵이 심하게 터져 흘러나왔고 수평 단면에서 척추관의 면적을 90% 이상 가릴 정도로 터진 양이 많았던 것이다. 증상이 악화된 데다가 없던 근력마비까지 생기고 또 거대디스크로 인한 마미증후군 양상까지 대비해야 하는 상황이라 한방 치료만을 지속하기에는 큰 부담이 있었다. 그래서 나는 환자에게 수술을 권했다.

하지만 환자는 완강히 수술을 거부했다. 어떻게든 한방 비수술 치료를 받겠다는 것이다. 친형이 수술 후에도 계속 아파하는 것이 가장 큰 이유였다. 나는 매우 난감했다. 근력저하와 이어져 나타날 수 있는 마미증후군은 수술이 반드시 필요한 경우에 속하기 때문이다. 환자를 여러 차례 설득했지만, 마미증후군 양상이 교과서대로 나타나지 않는 한, 수술을 보류하겠다는 의지가 강했다. 결국 오랜 상의 끝에 매일매일 근력저하를 체크하고 배변 배뇨 기능과 마미증후군과 연관된 사인을 자주 점검하면서 입원 치료를 지속하기로 하였다.

정말 다행히 근력저하는 더 진행되지 않았고, 마미증후군도 나타나지 않았다. 그리고 디스크가 터진 후 오히려 통증이 약간 줄어든 경향을 보이면서, 이상하리만큼 빠른 회복세가 느껴졌다. 근력저하가 많이 돌아오지는 않았지만, 그 후 3주 입원 치료를 더 진행하면서 통증은 빠르게 좋아졌고 외래 치료가 가능할 정도가 되어 입원 한 달 남짓 시점에 퇴원하였다.

이후 보다 적극적인 추나요법을 통해서 신체 밸런스를 교정하고 병적인 추체 움직

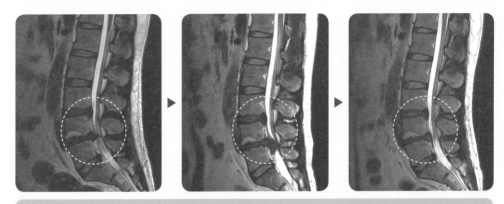

허리 통증과 다리 저림을 동반한 디스크 치료 과정
입원 치료 중 돌출되었던 디스크가 터졌지만 환자의 의지가 강해 한방 치료를 계속했고
현재 무사히 회복하여 일상생활로 복귀하였다.

임을 바로잡았다. 그리고 염증제거와 신경재생의 효능이 있는 신바로 한약과 약침을 통해 근력저하를 회복시켰다. 그러면서 점점 출퇴근 업무를 하면서도 견딜 만한 상태가 되어 2015년 4월, 치료 4개월 만에 MRI 재평가를 하기로 하였다. 예상대로 터진 디스크는 주변조직으로 상당히 흡수되었고, 거대하게 척추관을 메우고 있던 수핵의 양이 절반 이상 없어졌다. 이후로도 추가적인 치료를 진행했고 결국 일상으로의 복귀에 성공했다.

질병의 예후와 환자의 미래를 쉽게 예단하는 것은 바람직하지 않다. 의료진의 소회로 말하건대, 입원 치료 중 이렇게 갑작스럽게 악화되는 환자를 또 만나게 된다면, 여전히 수술 권유를 하게 될 것 같다. 하지만 환자의 집념이 강하고 교과서적인 기준에서 애매한 판정을 해야 하는 상황이라면 이번 사례를 거울삼아, 환자 입장에서 한 번 더 고민하고 진솔하게 상담을 해 줄 자신감이 더 생긴 것만큼은 확실하다.

두 번의 수술, 세 번의 재발!
지긋지긋한 고리를 자생에서 끊다

신동재 원장(부천자생한방병원)

─────────────────────────────

2014년 어느 여름날, 진료실 문을 열고 한 여성 환자가 고통스러운 얼굴로 절뚝거리며 들어왔다.

"원장님, 제발 저 좀 고쳐주세요. 수술은 더 이상 못하겠어요."

이것이 최지은 씨가 날 보자마자 말한 첫마디였다.

최지은(여성, 37세) 씨는 2013년 겨울에 발생한 오른 다리 통증으로 요추 5번과 천추 1번 디스크 탈출 진단을 받고 신경성형술을 받았다. 하지만 통증은 가라앉지 않았다. 그리고 수술 밖에는 방법이 없다는 얘기를 듣고 수술을 받았지만 얼마되지 않아 통증이 재발해 다시 2차 수술을 받았다. 그러고도 동일 부위가 다시 터졌고, 이번에는 인공디스크와 핀을 박는 수술을 해야 한다는 얘기를 듣고 더 이상 수술은 할 수 없다고 결심해 수소문 끝에 자생한방병원에 찾아왔다고 했다.

처음 본 환자의 상태는 심각했다. 통증이 심해 잠깐 앉거나 서 있는 것도 힘들어했고 보행은 다리를 심하게 절며 화장실만 겨우 다녀올 정도였다. 누워 있으면 통증이 덜하지만 이마저도 밤에는 다시 심해져 잠을 설치기 일쑤였다. 통증 때문에 측만이 와 환자의 허리는 좌측으로 많이 휘어 있었으며 MRI 상 요추 5번과 천추 1번 사이 디스크가 우측으로 탈출되어 신경을 많이 압박하고 있었다. 또한 두 번의 수술로 추궁(lamina)이라고 하는 척추 뼈 일부가 제거되고 척추 주변의 근육과 인대도 손상과 유착된 부분들이 보였다. 이로 인해 허리가 많이 약해져 있다고 판단되었으며 비만으로 인한 과도한 몸무게도 허리에 부담을 많이 주고 있었다.

여기에 세 번째 재발이라는 절망감과 혹시 비수술 치료로도 나을 수 없는 것이 아닌가, 이대로 장애인이 되는 것은 아닌가 하는 걱정, 통증으로 반년 넘게 돌보지 못한 아직 어린 아이들에 대한 미안한 마음이 복합적으로 작용해 환자는 심한 스트레스를 받고 있었다.

두 번의 수술과 세 번째 재발이라는 상황, MRI 영상, 환자의 상태 등 여러 요건이

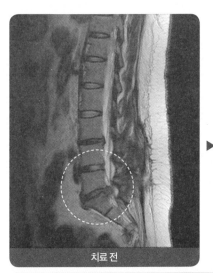
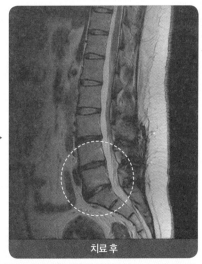

치료 전 ▶ 치료 후

두 번의 수술로도 낫지 않았던 터진 디스크의 한방 치료 전후
집중치료 후에 디스크는 일상생활이 가능할 정도로 회복되었고 환자는 치료된 상태를 잘 유지하고 있다.

예후가 안 좋을 가능성이 높음을 보여주고 있었다. 하지만 다행히 근력저하는 없었고 더 이상의 수술하지 않겠다는 환자의 의지와 어떻게든 고쳐주고 싶다는 나의 희망이 더해져 그 날부터 입원 치료를 시작하게 되었다.

불안을 품고 시작한 치료였지만 결과는 놀라웠다. 입원 치료 3일 만에 통증이 감소하기 시작했던 것이다. 그러면서 밤에 잠을 잘 자게 되었으며 측만이 서서히 회복되고 통증으로 절뚝거리던 보행이 점차 정상적으로 돌아오는 양상을 보였다. 단 1분도 앉아 있지 못했던 환자가 3분을 앉아 있을 수 있게 되고 5분, 10분 이런 식으로 점차 앉아 있는 시간이 늘어났다. 물론 중간중간 한번씩 통증이 있긴 했지만 점차 줄어드는 통증과 회복되는 기능들을 느끼며 환자는 몹시 기뻐했다. 치료한 나 또한 함께 기뻐한 것은 물론이다. 몸이 점차 회복되면서 약 40일간의 입원 치료를 마치자 통증이 많이 감소되고 어느 정도 일상생활이 가능하게 되어 남은 증상은 외래로 하게 되었다. 혹시나 퇴원 후 악화되지 않을까 걱정했지만 다행이 큰 문제는 없었다. 생활에 불편함이 없을 정도로 회복이 된 후 MRI를 다시 찍어 디스크 상태를 확인하였다. 신경을 누르고 있던 디스크가 흡수된 걸 확인한 환자는 허리를 굽히고 감사인사를 하며 눈물을 보였다. 그 모습을 보며 나도 가슴이 벅차올라 말을 잇지 못했다.

현재 최지은 씨는 손수 아이들을 돌보며 건강하게 잘 살고 있다. 퇴원 후 교통사고가 있어서 다시 치료를 받긴 했지만 MRI를 확인해 보니 디스크는 치료된 상태를 잘 유지하고 있었다.

이 환자는 한의사로서 한 사람의 행복을 다시 찾아준 것에 크나큰 보람을 느낄 수 있었던 사례였다. 앞으로도 더 많은 환자가 건강과 행복을 찾는 데 도움이 되고 싶다고 다시 한 번 다짐해본다.

임신 중 생긴 디스크, 한방 치료 후 육아도 가능하게 됐어요

김민수 원장(안산자생한방병원)

평소 허리가 아픈 여성이 임신을 하게 되면 몸무게가 늘어나면서 척추에 더 큰 부담이 가 요통이 발생하곤 한다. 그런데 임신한 상태에서는 환자가 치료를 피하는 경향이 있어 통증을 견디는 경우가 많다. 문제는 출산 후인데 허리가 악화된 환자가 육아를 하면서 아기를 안고 업고 하다 보면 더는 견딜 수 없는 상황에 종종 맞닥뜨리게 된다.

송지혜(32세) 씨는 임신 6개월부터 허리 통증과 오른쪽 다리로 내려가는 통증을 느꼈지만 그럭저럭 참고 견디다 출산을 했다. 이후 육아를 하면서 점차 아픈 증상이 심해졌고 견디다 못해 2017년 4월에 척추 치료를 전문으로 하는 신경외과를 방문하였다. MRI 검사 결과 4~5번의 디스크가 터졌다는 진단을 받고 신경차단주사치료를 받았다. 주사를 맞고 나니 증상이 나아지는 듯했지만 잠시뿐, 더 악화돼 약 한 달 후 다른 척추전문병원을 찾아가 한 번 더 MRI 검사를 받았다. 검사 결과 추간판의 수핵이 한 달 전보다 더 많이 터져 수술을 해야 한다는 이야기를 들었다. 수술을 원치 않았던 이 환자는 수술을 거부한 채 여러 군데의 병원을 찾아다

녔으나 5곳에서 모두 수술을 권유받고 말았다.

그럼에도 불구하고 수술을 피하고 싶었던 송지혜 씨는 수소문을 해서 안산자생한 방병원에 내원하였다. 첫 진료 당시에 환자는 24시간 내내 지속되는 통증과 육아, 그리고 거듭되는 수술 권유로 몸과 마음이 많이 지쳐있는 상태였다. 하지만 비수술 치료에 대한 의지가 강했고, 성격도 매우 긍정적이었기 때문에 휴식을 잘 취하며 치료하면 회복할 수 있겠다 생각됐다.

송지혜 씨는 어려운 결정이었지만 아기를 친정엄마와 남편에게 맡기고 입원집중 치료를 시작했다. 통증이 극심한 데다가 증상의 기복도 있던 편이라 치료에 빨리 반응하지 않았다. 입원 치료 2주째에는 다리로 내려가는 통증은 줄어들었지만 여전히 다리의 감각이 둔하고 저렸으며, 엉덩이 부근의 통증이 심해 몇 분간 서 있기도 힘들었다. 다행히 의지가 강하고 긍정적이어서 통증을 참으며 조금씩 걸음 연습을 하였고, 침을 무서워하면서도 치료를 잘 견뎌주었다.

그런데 난관이 찾아왔다. 증상이 점차 좋아지던 중 아기를 돌봐주시던 친정엄마도 손목과 허리에 무리가 생겨 치료를 받아야 하는 상황이 되고 말았던 것이다. 결국 환자는 우선 퇴원해서 친정엄마와 함께 육아를 하고 어머니의 상태가 많이 호전됐을 때 다시 입원 치료를 받아야 했다. 다행히도 잠시 퇴원했을 때 증상은 나빠지지 않았고 재입원을 하고부터 치료에 속도가 붙기 시작했다. 걷는 시간이 늘어나고 통증도 현저하게 줄어든 것이다.

환자는 당장에라도 MRI 검사를 해서 디스크가 흡수되었는지 확인해 보고 싶어 했지만 디스크가 흡수되는 데는 충분한 시간이 필요하기 때문에 검사를 조금 미루기로 했다. 그리고 4개월 뒤 다시 MRI를 확인해 보니 결과는 놀라울 정도로 깨끗하게 회복되었다. 이제 송지혜 씨는 일상생활과 여행은 물론이고 육아도 문제없이

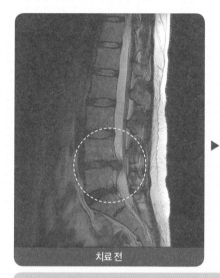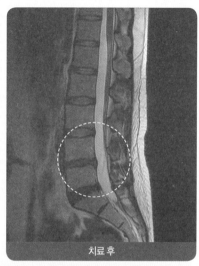

치료 전

치료 후

임신 중 생긴 디스크가 육아로 악화된 환자의 치료 전후
요추 4~5번 디스크의 파열로 신경을 압박해 허리와 다리 통증이 심했지만 적극적인 치료 후
수핵이 흡수되어 신경 압박이 없어지고 통증도 사라졌다.

소화할 정도로 건강을 되찾았다.

긍정적인 마음으로 힘든 치료를 잘 견뎌준 환자와 사랑하는 딸을 위해 무한히 헌신하셨던 어머니, 남편, 엄마 없는 시간을 잘 견뎌준 아이에게 고마운 마음을 전한다.

1분도 못 서 있던 제가
2시간은 거뜬히 걸어요!

안지훈 원장(잠실자생한방병원)

날이 적당히 흐려서 좋았던 2월 중순의 어느 날, 점심을 먹고 4층 진료실로 내려올 무렵이었다. 대기실 한쪽 의자에 환자 다리가 삐죽 나와 있었다.

'누가 저렇게 대기실 의자에 누워있지? 많이 아픈 사람인가?'

보호자는 초조하게 환자 옆에서 발을 동동 구르고 환자는 낙심한 듯 얼굴을 팔로 가린 채 괴로워하며 누워 있었다.

'어느 원장님이 보실지 모르겠지만 쉽진 않겠구나.'

속으로 그렇게 생각하면서 진료실로 들어왔는데 간호사가 오더니 이렇게 말했다.

"원장님, 통증이 심한 환자가 오셔서요. 직접 나가서 보셔야 할 것 같아요."

방금 본 그 누워 있던 환자가 우리 과로 배정되었던 것이다.

환자는 아예 일어서지를 못했고 겨우 일어서면 1분도 안 되어 터질 것 같은 다리 통증에 다시 눕지 않으면 안 되었다. 당연히 일상생활은 할 수가 없었다. 밥도 거의 누워서 먹느라 소화도 제대로 못 시키는 상태였다. 185센티미터가 족히 넘어 보이는 큰 키에 오랫동안 디스크로 고생하며 제대로 걷지 못해서 온몸에 근육은

다 빠지고 다리는 미라같이 살가죽만 잡히는 상태였다.

환자의 이름은 이재진(남성, 40세) 씨, 2016년 10월에 극심한 통증으로 디스크 시술을 이미 두 번이나 받은 분이었다. 그리고 정형외과에서 시술로 통증이 잡히지 않아 수술 날짜까지 잡은 상황에서 잠실자생한방병원에 내원하셨다.

이재진 씨는 날 보자마자 이렇게 말했다.

"원장님, 시간이 많이 걸려도 좋습니다. 수술만 안 하게 해주세요."

환자의 간절한 마음이 내게도 전달이 되었다. MRI 소견상 요추 5번과 천추 1번 사이의 디스크가 터져 신경을 심하게 압박하고 있었고 1분도 서 있지 못했다. 환자와 보호자와 상의해서 입원 치료를 하기로 결정하고 그 날부터 집중치료가 시작되었다. 아침부터 추나를 시작으로 신바로 한약, 신경근회복술, 봉침, 침 치료, 부항치료 그리고 도수치료를 비롯한 물리치료가 시행되었다. 치료를 꾸준히 받던 어느 날 신경근회복술을 받으면서 환자가 말했다.

"원장님, 지금 저리고 아픈 방향으로 약침이 흘러가는 것 같아요. 이게 정말 맞는 건가요?"

신바로 약침을 손상된 신경이 있는 깊숙한 부위로 대용량 투여하는 신경근회복술에 반응이 좋은 환자였다. 2주가 지나자 1분만 설 수 있던 환자가 8분 정도 서 있을 수 있었고, 워커기를 잡고 조금씩 걷기 시작했다. 통증도 한 달 입원 후에는 절반까지 줄어든 상태였다. 40여 일째는 석촌호수를 30분 정도는 도움 없이 혼자서 걸을 수 있게 되어서 퇴원하고 통원 치료를 시작했다.

이재진 씨는 경기도 일대에서 양돈업을 하시는 분이다. 매일 농장을 걸으며 관리해야 했고 다 키운 돼지를 트럭에 싣고 판매를 하려면 매일 운전해야 할 거리도 꽤 있었다. 반년 넘게 디스크로 걷지 못해서 농장 관리도 하지 못했고 거기서 오는 스

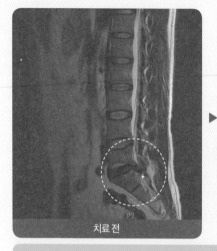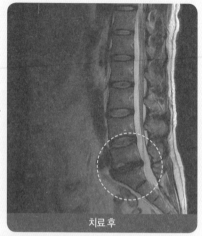

치료 전

치료 후

일어서지도 못했던 디스크 환자의 치료 전후
요추 5번과 천추 1번 사이에서 후종 인대를 뚫고 디스크가 터졌지만 입원과 외래 치료 후
현재 정상적인 생활을 하고 있다.

트레스도 상당하였던 모양이다. 그래도 환자는 입원했을 때나 통원할 때나 웃는

모습으로 진료실에 들어왔고 긍정적으로 치료를 받아들였다.

나는 진료실에 환자가 들어오면 항상 그날의 컨디션을 묻는다.

"이재진 씨, 오늘 기분이 어떠세요?"

"좋습니다. 좋아지고 있는 것 같아요."

이재진 씨는 늘 자신이 나아지고 있다고 여겼고 그것은 현실로도 이어졌다. 이재

진 씨를 생각하면 처음 추나를 해드릴 때 보았던, 가늘고 뼈만 앙상하게 남아있던

다리가 떠오른다. 지금은 엉덩이와 다리에 근육이 차오르고 뒤에서 보면 마치 다

른 사람처럼 몸이 좋아졌다는 얘기를 주변에서 한다고 한다. 그런 얘기를 들을 때

면 자생의 의료진으로서 희열감을 느낀다.

통원 치료 기간이 3~4개월쯤 될 무렵 환자가 먼저 궁금해하기 시작했다.

"원장님, 몸은 확실하게 좋아진 것 같아요. 생활도 편해졌고요. 이제 디스크 상태가 어떤지 궁금합니다."

"그러면 한번 재촬영해봅시다."

결과는 디스크가 많이 흡수가 되었다는 판독이었다. 우리는 함께 환호하면서 서로를 축하해주었다. 이제 환자는 2시간은 무리 없이 걸으며 정상적인 생활을 영위하고 있다.

이재진 씨를 볼 때마다 생각한다. 항상 긍정적인 생각과 수술 없이 디스크를 치료할 수 있다는 믿음이 더 좋은 결과를 만들어 낸 것이라고 말이다. 그리고 오늘도 디스크로 고통받는 많은 환자를 수술 없이 치료하고 싶은 마음으로 진료실에 들어간다.

힘들게 식당 일을 하다 생긴 디스크, 긍정으로 치유하다

김상돈 원장(해운대자생한방병원)

창백한 얼굴의 가녀린 중년 여성이 진료실에 들어서자마자 심한 고통을 호소했다. 보기에도 극심한 통증으로 고생을 많이 하고 있는 느낌이었다. 진료 중에도 연신 종아리 부위를 만졌다.

김경숙(여성, 50세) 씨는 2년 전 디스크가 터져 수술 권유를 받고 바로 수술을 했는데, 1년 반 만에 다시 통증이 생겨 자생한방병원에 내원했다. 그리고 통증은 전보다 더 심해졌다고 했다. 그동안 진통제를 복용하고 신경 주사도 여러 차례 맞아봤지만 호전 기미는 없었다. 또 2년 전에 수술을 했었던 터라 다시 수술과 재발이 반복되는 게 두려워 '정말 이렇게 치료해서는 안 되겠다'는 생각으로 나를 찾아왔다고 했다.

음식점을 운영하는 김경숙 씨는 수술 후에도 허리를 구부린 상태로 식당 일을 계속하다 보니 재발한 것 같다고 여기고 있었다. 진료를 해보니 통증과 증상이 너무 심한 상태였기 때문에 즉시 입원 치료를 권했고 환자는 이번에는 꼭 제대로 치료해보겠다며 마음을 다졌다.

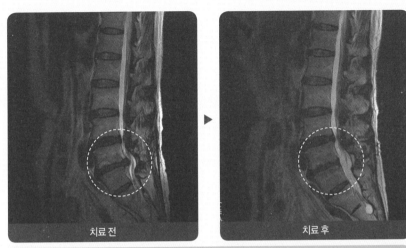

| 치료 전 | 치료 후 |

수술 후 재발한 디스크를 치료하기 위해 입원집중치료를 받은 환자의 치료 전후
재발한 디스크가 깨끗하게 흡수되어 일상생활에 무리가 없을 정도로 회복됐다.

솔직히 수많은 허리디스크 환자들을 치료해 왔지만 김경숙 씨만큼 통증이 극심한 환자는 손에 꼽을 정도다. 입원 후 3주 동안은 제대로 잠을 잘 수 없을 정도로 심각한 상태였다. 하지만 심한 통증에도 불구하고 얼굴에는 미소를 띠려고 애쓰고 긍정적으로 치료를 받았다. 아침마다 김경숙 씨는 내게 이렇게 말했다.

"원장님, 낫지예? 낫겠지예? 저는 원장님만 믿고 치료합니다."

마음 한켠엔 치료가 오래 걸리면 어쩌나 하는 걱정도 있었지만 나 역시 항상 자신 있는 어투로 대답을 해드렸다.

"그럼요! 더 심한 분도 낫습니다. 마비나 대소변의 문제가 없으니, 틀림없이 좋아집니다."

환자와 나는 아침마다 인사말처럼 같은 말을 되풀이했다.

하지만 겨우겨우 견딜 만할 정도로 통증이 줄어들었을 뿐 큰 차도가 없었다. 그러다 5주차에 접어들자 드라마틱하게 통증이 줄어들기 시작했다. 낫고자 하는 환자의 의지와 긍정적인 마음이 치료에 큰 도움이 된 것 같았다.

아픈 환자들은 항상 불안하다. 김경숙 씨도 마찬가지였을 것이다. '통증이 영원히 지속되지 않을까?', '이러다가 다시 수술하지는 않을까?' 하루에도 몇 번씩 생각했을 것이다. 하지만 불안은 통증을 악화시킨다. 불안과 공포는 통증을 넘어 스스로를 고통 속에 얽어매기 때문이다. 그럴 때 의료진의 역할이 중요하다. 환자를 위로하고 정성스럽고 애정 어린 마음으로 보살피는 과정에서 환자의 불안은 사라지고, 나을 수 있다는 믿음과 확신이 생기기 때문이다.

우리의 뇌는 사실을 믿는 것이 아니라, 사실이라고 믿는 것을 믿는다. 그렇게 매일매일 나을 수 있다는 믿음 속에서 김경숙 씨는 더디지만 확실히 호전되는 반응을 보여주었고, 1달 반 만에 퇴원을 했다. 이후 3개월 정도는 1주일에 한 번씩 꾸준히 외래 치료도 했다.

건강을 되찾으며 김경숙 씨는 다시 식당 일도 시작했다. 그리고 1년 후 MRI를 촬영했는데, 수술한 마디의 디스크가 깔끔하게 흡수돼 있었다. 치료 후 관리를 잘해준 환자에게 고마운 마음이 들었다.

김경숙 씨는 의사인 나보다도 완치에 대한 믿음이 강해서 더 기억에 남는 환자다. 지금도 종종 전화로 안부를 묻고 환자가 운영하는 식당에 가서 맛있는 식사도 하고 한다.

디스크는 반드시 좋아진다. 스스로의 몸을 철저하게 믿고, 긍정적인 마음으로 치료하기만 하면 말이다.

치료 도중 교통사고가 났지만, 튼튼해진 디스크는 아무 이상 없이 흡수됐어요

이재훈 원장(대구자생한방병원)

2016년 5월, 장수진(여성, 30대) 씨가 며칠 전부터 발생한 허리 통증과 다리 저림을 호소하며 진료실에 들어왔다. 환자는 복대를 하고도 제대로 걷지 못할 정도로 상태가 좋지 않았다. 정밀검사 결과 요추 4번과 5번 사이 디스크가 터져서 신경을 누르고 있었다. 다행히 근력저하나 마미증후군 소견은 보이지 않아 한방 치료가 가능한 상황이었다. 하지만 현재 통증이 너무 심한 탓에 일상생활이 불가능해 입원집중치료를 선택했다.

입원 초기에 증상이 급속도로 호전됐다. 1주일 만에 복대 없이 걷게 되고 2주차에는 외출을 나가도 될 정도였다. 호전 속도가 워낙 빨라 환자도 환자지만 내 기분도 정말 좋았다.

하지만 기쁨도 잠시, 사건이 생기고 말았다.

갑작스러운 입원으로 밀렸던 업무를 해결하기 위해 외출을 나갔던 장수진 씨가 돌아오는 길에 그만 교통사고를 당하고 만 것이다. 경미한 교통사고의 경우, 단순한 근육의 경직과 손상이 생기지만 디스크 환자는 척추 주변 근육과 인대가 많이 약

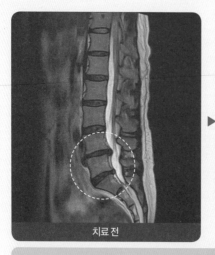 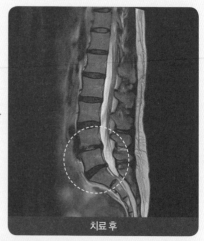

치료 전   치료 후

치료 중 교통사고가 있었던 환자의 치료 전후
요추 4~5번 사이의 디스크가 터져 입원 치료를 하던 중 중간에 교통사고가 있었지만
무리 없이 회복되었다.

해진 상태이기 때문에 가벼운 교통사고도 치명적인 증상 악화를 유발할 수 있다.

단순 기침으로도 디스크가 터질 정도로 디스크는 압력에 예민하기 때문이다.

아니나 다를까, 장수진 씨는 사고 이후 요통을 더 호소했다. 치료가 잘 되던 디스

크가 나빠지진 않을까 하는 걱정도 컸다. 하지만 신바로 한약은 진통제처럼 단순

히 디스크의 염증만 완화시키는 치료 약이 아니기 때문에 나는 치료를 확신할 수

있었다.

신바로 한약은 디스크의 염증을 제거함은 물론 디스크 주변의 근육 및 인대를 강

화시키고 연골 신경을 재생하는 효과도 함께 있다. 환자에게 교통사고로 주변 근

육이 망가지고 경직되더라도 신바로 한약이 신경 및 연골재생과 근육인대 강화 효

과가 있기 때문에 사고 충격을 충분히 이겨낼 수 있을 거라고 설명했다.

장수진 씨는 신바로 한약을 꾸준히 복용하면서 남은 입원 치료를 이어갔다. 그 결과 교통사고라는 악재가 있었음에도 불구하고 예상보다 짧은 3주간의 입원 치료 이후 허리 통증 및 다리 저림이 많이 호전되어 퇴원할 수 있었다. 아마도 한방 치료로 디스크가 튼튼해져 사고의 영향을 크게 받지 않았던 것이 큰 역할을 했으리라. 이후에도 3개월 동안 신바로 한약을 복용하면서 2주에 한 번씩 내원하여 치료를 받게 했다. 그리고 입원일 기준 정확히 1년 후, 다시 확인한 MRI 결과 요추 4번과 5번 사이의 터진 디스크가 말끔하게 흡수된 것을 확인할 수 있었다.

한방 치료를 받은 것은
내 인생 최고의 선택입니다

이형철 원장(강남자생한방병원)

"직장인이라면 누구나 과중한 업무와 잦은 회식, 나쁜 자세로 허리 통증을 종종 느끼게 된다고 한다. 나도 예외는 아니었다. 그래도 운동도 하고 스트레칭도 해서 나름의 관리법을 아는지라 허리 좀 아픈 것은 대수롭지 않게 여겼다. 그냥 파스 붙이고 한숨 푹 자면 괜찮아서 정확한 진단을 받겠다는 생각도 안 하고 살았다. 그러던 어느 날 여느 때처럼 바쁘게 일하던 중 오른쪽 다리가 자꾸 쑤시고 저려왔다. 마치 내 다리가 아닌 듯 종아리가 터질 듯한, 일평생 겪어보지 못했던 극심한 통증이 갑자기 찾아온 것이다. 평소 같은 간단한 응급 처치로는 아무 소용이 없었고 시간이 지날수록 점점 심해져 업무는 물론 보행도 거의 불가능한 상태에 이르렀다. 그때서야 자생한방병원으로 가는 택시에 기다시피 몸을 실었다."

– 김준우 씨의 완쾌일기 중에서

김준우(남성, 35세) 씨는 진료실로 다리를 절룩거리면서 들어와 굳은 표정으로 앉으며 허리보다는 다리에 터질 듯한 극심한 통증이 있으니 통증만 좀 면하게 해주면 회사로 복귀하고 열심히 치료를 받아보겠다고 하였다. 하지만 이런 심각한 통증은 단순한 근육통이 아닐 수 있으니 정밀검사를 꼭 해보자고 설득하여 MRI 검사를 진행했다.

예상대로 요추 5~6번 우측으로 디스크가 파열되어 터져 나와 격리된, 영상의학적으로는 가장 심각한 상태였다. 보통의 양방 병원에서는 수술을 얘기하는 단계이고 호전이 없거나 신경학적 변화가 진행되면 수술도 생각해볼 수준이었다. 하지만 자생한방병원에서는 수술을 권유받은 환자도 비수술로 호전되는 경우가 많으니 심한 증상이 어느 정도 완화되도록 2~3주 정도는 집중적인 입원 치료를 해보자고 권했다.

그 이야기를 들은 김준우 씨는 우리 회사는 절대로 병가나 휴직은 없다고, 그런 사람은 하나같이 퇴사하거나 잘렸다고 하면서 입원 치료를 완강하게 거부했다. 그래서 오랜 설득이 시작됐고 김준우 씨는 치료가 가능하다면 수술은 피하고 싶다면서 입원 치료를 시작하게 되었다.

그날 저녁 노부모님이 일과 후 진료실로 찾아오셨다. 나는 정밀검사 사진과 함께 증상과 치료 과정 등을 알려 드렸는데 부모님은 설명을 들으며 많은 걱정을 하셨다. 특히 어머니는 내 이야기를 들으며 울먹이기까지 하셨다.

"여러 가지로 부담이 많지만, 혹시라도 우리 아이가 수술을 꼭 해야 한다면 솔직하게 얘기해주세요."

"증상이나 검사 상 심한 상태인 것은 맞습니다. 경과를 봐야겠지만 자생을 믿으신다면 2~3주 정도 입원하는 것이 좋겠어요. 최선을 다해 치료해보겠습니다."

나는 정성껏 설명해 드렸고 부모님은 수긍 후 귀가하셨다.

그때부터 신경근회복술과 신바로 한약을 복용하면서 집중치료가 시작되었다. 그

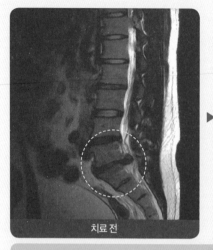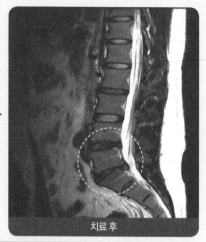

치료 전 ▶ 치료 후

과로로 디스크가 터진 환자의 치료 전후
수술을 생각할 정도로 심각한 상황이었지만 입원 치료 후 회복되어
정상적인 직장생활이 가능해졌다.

런데 하루하루가 지날수록 신기하리만큼 다리의 터질듯한 통증이 서서히 줄어가는
게 아닌가. 회진 때마다 김준우 씨는 "침이나 한약에 진통제 성분이 들어있는 걸까
요?"라고 말할 정도로 회복에 대한 믿음과 완쾌될 수 있겠다는 확신을 보였다.

심한 불길만 어느 정도 잡히면 통원 치료로 해보자던 처음 약속대로 보행이 가능
해지면서 퇴원하게 되었다. 그때가 입원 10여 일 만이었는데 회사 출근까지는 당
장 못하더라도 외래 치료는 받을 수 있는 상황이었다. 김준우 씨는 집에서 쉬면서
통원 치료를 이어갔고 퇴원 후 초기에는 주 2~3회 치료를 받다가 나중에는 주 1
회 정도로 횟수를 줄였다. 중간에 회사로 다시 복귀했음은 물론이다.

그렇게 3개월 정도가 지나다 보니 증상이 거의 없어졌고 첫 진료 후 6개월이 지났
을 때 다시 MRI 검사를 진행하였다. 심한 디스크일 경우 자생치료를 받고 흡수되

는 경우도 상당수 있으니 한번 확인해 보자고 조심스레 제안했던 것이다. 결과는 대만족이었고 증상의 호전뿐 아니라 영상에서도 터진 디스크가 많이 흡수된 것을 확인할 수 있었다.

김준우 씨는 정말 그때 입원하면서 자생의 비수술 치료를 선택한 것이 자기 생애 가장 잘한 선택 중 하나이자 효도였다고 말한다. 그리고 현재 통증은 1%도 남아있 지 않지만 항상 터져서 격리된 디스크 사진이 뇌리에서 떠나지 않는다고 고백했다. 나는 자생의 비수술 척추치료가 증상 완화뿐 아니라 근본적인 치료까지 가능하다 는 것이 다시 한 번 입증된 것에 벅찬 보람을 느꼈다.

치료에 효과가 있을 때
환자의 신뢰가 따라온다

정운석 원장(울산자생한방병원)

그동안 나는 의사가 환자에게 선입견을 품으면 안 된다고 생각해 왔다. 오로지 환자의 증상과 객관적인 진단결과를 토대로 판단하고 거기에 준한 치료를 행해야 한다고 여겼다. 하지만 여러 환자를 경험하는 사이에 나도 모르게 선입견이 생기고 있었다. 학력이 높은 소위 화이트칼라인 경우 양방 치료에 신뢰가 높고 한방 치료에 관해서는 확신을 가지기 어렵다는 것이 내 선입견이었다. 지금 소개할 환자가 바로 그런 환자였다.

선박 설계사였던 강호영(남성, 40세) 씨. 항상 시간에 쫓기며 일을 하고 상당한 시간을 컴퓨터 작업을 하기 때문에 허리에 굉장히 부담을 주고 있었다. 게다가 최근 조선업계의 현실이 녹록지 않아 저가경쟁과 수주경쟁으로 설계를 하는 터라 많게는 하루에 10시간 이상 컴퓨터 앞에 앉아 일을 한다고 했다. 요통은 어찌 보면 당연히 생길 수밖에 없는 결과였다.

내원 당시 심한 요통을 호소하고 있었고 왼쪽 허벅지 앞쪽은 감각이 둔했다. 또 근력저하로 거동이 불가한 상태였다. MRI 검사 결과 역시 모든 디스크에서 퇴행이

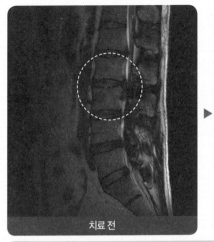
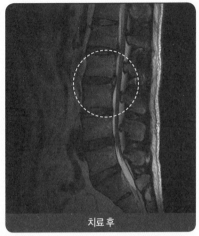

치료 전

치료 후

한방 치료를 믿지 못했던 환자의 치료 전후
디스크의 퇴행이 진행되고 2~3번 사이의 디스크가 터져 신경을 꽉 누르고 있었지만
한방 치료 후 터진 디스크가 깨끗하게 흡수되었다.

진행되고 있었고 특히나 2번, 3번 사이 디스크는 심각하게 터져 신경을 꽉 막고 있었다. 말하지 않아도 통증이 짐작될 정도였다. 환자도 상태가 나쁠 거라는 걸 어느 정도 예상했었지만 이 정도일 줄은 몰랐던 눈치였다. 세부적인 치료 계획에 대해 설명했지만 디스크가 터지면 수술을 해야 한다는 생각이 자리 잡고 있어서 한방 치료에 쉽게 납득하지 못했다. 나는 아직 나이가 젊은 남성이라는 점을 강조해 치료에 필요한 3개월은 남은 인생에 비해 그리 긴 시간이 아니니 그 시간을 투자해 보라고 제안했다. 치료할 자신이 있었기 때문이다.

바로 입원 치료를 시작했다. 추나, 봉침과 동착침 치료는 기대 이상으로 좋은 효과를 보여주었고 1주 후에는 통증이 50% 이상 줄었다. 한방 치료에 대한 확신이 없던 강호영 씨도 이내 믿음을 보이며 적극적으로 치료에 임했다. 긍정적인 마음으로 치료를 받자 대퇴사두근 근력도 회복되고 계단 보행도 가능해져서 결국 외래 통원을 해도 되는 상태가 됐다. 이후 꾸준히 강화치료를 한 결과 건강한 몸으로 직장에 복귀하고 터진 디스크가 대부분 흡수되는 결과를 얻었다. MRI 검사 결과를 확인하던 그 순간 환자의 표정은 아직도 진료하는 나에게 큰 힘이 되고 있다.

환자의 신뢰를 얻는 것은 치료 결과에 중요한 영향을 끼친다. 그리고 그런 신뢰는 말뿐이 아닌 치료 행위를 통한 나아진 몸 상태로 얻어진다는 것을 알게 되었다. 친절한 응대와 자세한 설명도 의사의 중요한 덕목이겠으나 결국 환자가 믿음을 가지는 것은 치료를 통해 개선되거나 적어도 그러한 개선을 위한 노력을 보여줄 때 얻어지는 것이 아닐까 생각한다. 그런 것을 알게 되었다는 의미에서 강호영 씨의 사례는 현재의 나에게 소중한 경험이 되었다.

관리만큼 중요한 디스크 치료는 없다!

염승철 원장(강남자생한방병원)

지난 15년 동안 내가 치료했던 수많은 디스크 환자들은 하나같이 안타까운 사연을 갖고 있다. 그런데 그중에서 내가 특히 안타깝게 생각하는 경우는 치료가 잘 됐다가 관리를 잘못해서 다시 재발하는 환자들이다. 그 참기 힘든 고통을 한번 겪는 것도 힘든데, 여러 번 시달린다는 것은 지켜보는 것만으로도 고통이다. 이 환자분의 사연을 알게 된다면 허리디스크 질환에 있어서 관리가 얼마나 중요한지 깨닫게 되는 중요한 지침이 될 것 같아 소개해 본다.

송진철(남성, 38세) 씨는 내가 자생에서 진료를 하지 않았던 2005년에 허리디스크로 자생에서 입원 치료를 받았었다. 당시 진료를 맡았던 의료진이 누구였는지는 모르겠지만 치료 결과가 상당히 좋았다. 하지만 10년 후, 허리디스크가 재발하면서 나와의 만남이 시작됐다. 이번에는 10년 전과 달리 걸을 수도 앉을 수도 제대로 누울 수도 없을 정도로 통증이 너무도 극심하였다. 환자의 말을 빌리자면 뼈가 부서지고 다리가 터질 것 같은 통증이었다.

MRI 검사를 해 보니 일반인이 보더라도 한눈에 알아볼 수 있을 정도로 디스크의 상태가 엉망이었다. 즉시 입원집중치료를 시작했다. 10년 전에 이미 치료 경험이 있어서 그런지 치료에 대한 이해가 빠르고 예후도 좋은 편이어서 3주 만의 입원 치료로 증상이 대부분 호전됐다. 그런데 4개월쯤 지났을까? 또다시 입원실에서 송진철 씨를 치료하게 됐다. 이번에도 마찬가지로 물불을 가리지 않고 육체적인 일을 하다가 디스크가 또 터진 것이다.

지난번 입원할 때는 요추 4번과 5번 사이의 디스크가 터졌었는데, 다시 MRI를 촬영해 보니 그 부분은 깨끗하게 흡수가 됐고, 요추 5번과 천추 1번 사이의 디스크가 새롭게 터졌다. 71일간의 입원 치료 뒤에도 1년에 가까운 재활치료가 이어졌다. 신바로 한약, 신경근회복술, 추나요법 등 모든 치료 방법을 동원해 또다시 재발하지 않기를 바라는 마음으로 치료에 임했다.

관리 소홀로 두 번의 재발을 경험했던지라 이번에는 송진철 씨의 마음가짐도 달랐다. 치료 기간도 길고 호전도 더뎠지만 계속해서 몸과 마음을 관리해가면서 치료를 받았다. 증상이 없어도 관리를 위해 꾸준히 나를 찾아올 정도였다. 얼마 전 다시 디스크의 상태를 확인하기 위해 검사를 한 결과 요추 5번과 천추 1번 사이에서 터진 디스크가 깨끗이 흡수된 것을 확인할 수 있었다.

아무리 실력이 뛰어난 의사가 완벽한 치료를 한다고 해도 환자 스스로 자기의 몸을 아끼고 관리하지 않으면 척추질환은 언제든지 재발할 수 있다. 지금 척추질환을 앓고 있는 모든 환자가 이 환자의 경험을 교훈 삼아 관리에 소홀하지 않기를 기대해 본다.

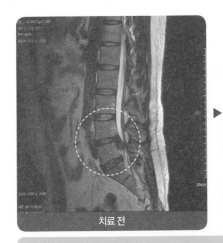
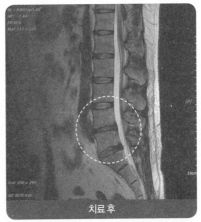

치료 전

치료 후

1차 디스크 치료 전후
요추 4번과 5번 사이에서 터진 디스크가 관찰되었고 한방 치료를 받았으며
MRI 확인 결과 깨끗하게 흡수된 것을 볼 수 있다.

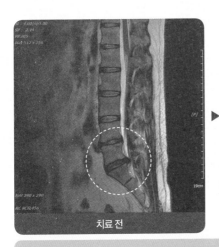
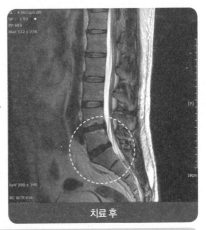

치료 전

치료 후

2차 디스크 치료 전후
관리 소홀로 요추 5번과 천추 1번 사이에서 후종 인대를 뚫고 터진 디스크가 발견됐고
한방 치료 결과 디스크가 흡수되었다. 현재 환자는 관리에 힘쓰고 있다.

어릴 적 친구의 두 번 터진 디스크,
내 손으로 고쳐내다

박성환 원장(잠실자생한방병원)

'우우우웅~ 우우우웅~~'

유난히 응급환자가 몰려와 바빴던 어느 날, 진료실 책상 서랍에서 날 좀 봐달라고 울부짖는 휴대폰으로 반가운 친구의 이름이 보였다. 김상진(남성, 35세). 초등학교 때 같은 반 친구였던 이 녀석은 친구 집이 우리 집이고, 우리 집이 친구 집이었을 정도로 매일 서로의 집을 오가며 함께 어울렸던 소중한 불알친구다. 일찌감치 결혼하고 각자의 일로 바쁘다 보니 예전처럼 자주 연락은 못 하고 지냈다. 그러던 차에 오래간만에 온 친구의 전화는 반갑기도 했지만, 한편으로는 무슨 큰일이 생겼나 걱정이 되기도 했다. 그리고 아니나 다를까 전화를 받으니 매우 고통스러운 친구의 목소리가 휴대폰 너머로 들려왔다.

"성환아, 나 예전부터 허리가 많이 안 좋았잖아…… 지금 움직이기 힘들 정도로 통증이 너무 심하거든…… 너 있는 병원으로 가보려고 하는데 어떻게 하면 돼?"

병원으로 찾아온 친구의 허리 상태는 심각했다. 예전부터 허리가 약했고 친구의 친형도 허리가 안 좋아서 수술을 했던 기억이 그제야 떠올랐다. 친구도 이미 한 차례 디스크가 터져서 수술을 받았는데, 바로 그 부위의 디스크가 또다시 터져 신경 뿌리를 심하게 누르고 있었다. 게다가 3, 4번과 4, 5번 사이 디스크도 퇴행성 변화와 함께 돌출이 진행됐다. 친한 친구의 허리가 이렇게 될 때까지 의사인 나는 도대체 뭘 하고 있었나, 하는 자괴감이 들 정도로 상태가 나빴다.

친구의 말에 따르면 최근 1년 내내 허리 때문에 고생했고 직장생활조차 불가능해서 회사도 그만둔 상태였다. 가는 양방 병원마다 수술을 안 하면 큰일 난다고 했지만, 친구는 2010년에 수술받았던 부위가 또다시 터진 걸 알고는 다시는 수술을 안 받겠노라 다짐을 한 상태였다. 그러다 나에게 SOS를 친 것이었다.

곧바로 입원 치료를 시작했다. 먹는 진통제와 진통주사까지 처방했지만 친구는 통증이 극심해서 침대에 누워있는 것조차 힘들어했고, 일어나는 것은 더더욱 어려워했다. 화장실에 가려면 정말 큰마음을 먹어야만 했고 변기에 앉아서 힘을 준다는 건 상상도 못할 정도였다. 때문에 친구는 내가 시킨 것도 아닌데 스스로 약 2주 동안 거의 금식을 하다시피 했고, 그러면서 8킬로그램 가까이 체중이 빠지고 말았다. 친구의 디스크 치료 시작은 이처럼 험난했다.

아무리 중환이어도 대다수 디스크 환자는 한 달 정도 입원해서 집중적으로 치료를 받으면 크게 호전되어 통원 치료를 시작할 수 있다. 하지만 내 친구의 경우에는 통증이 쉽게 잡히지 않았고 기복도 심해서 50여 일간 입원 치료를 하게 되었다. 나는 신경과 인대를 근본적으로 회복시켜주는 신바로 한약과 약침, 추나요법, 침, 부항 치료 및 양방과의 협진 치료를 통해 정성껏 돌봤다. 그리고 2개월이 가까워졌을 무렵 친구는 드디어 보조기 없이 혼자 힘으로 복도를 걸을 수 있게 되었고 간단한 외출도 가능해졌다.

'이제 됐다!'

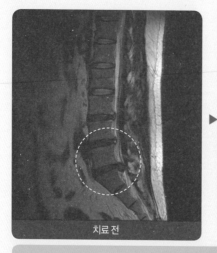
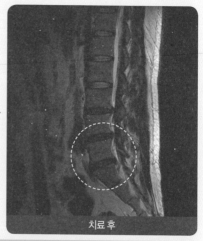

치료 전   치료 후

침대에 앉을 수도 없었던 디스크 환자의 치료 전후
우측 엉덩이, 허벅지, 종아리, 발목에 이르는 극심한 통증으로 50여 일간
입원 치료를 받고 약 2개월간 외래 치료(약물, 약침, 추나, 도수)를 받았다.
현재는 통증이 없어져 정상적인 생활을 영위하고 있다.

길고 긴 입원생활을 끝내고 통원 치료를 시작했다. 일주일에 1~2회 약침을 맞고 신바로 한약을 꾸준히 복용케 했다. 그렇게 통원을 시작한 지 2개월 후 마침내 나와 친구는 동시에 환호성을 지를 수 있었다. 다시 찍은 MRI 검사 결과 터진 디스크가 말끔하게 흡수된 것이었다.

터진 디스크가 말끔히 흡수된 걸 확인한 친구는 이제 새롭게 직장을 구해 재미있게 일하며 건강한 삶을 살고 있다. 나는 근본 치료를 통해 아프기 전보다 더 튼튼해진 친구의 허리를 보며 말로 표현할 수 없는 기쁨을 느꼈다. 또 아픈 몸을, 나를 믿고 맡겨준 것에 대한 고마움과 함께 한방 치료로 사랑하는 친구의 몸을 고쳐준 것에 대한 보람이 무엇보다 컸다.

오늘도 내 친구처럼 고통받는 중증 허리디스크 환자들이 내게 찾아온다. 그들 역시 환하게 웃는 모습으로 일상으로 복귀시키리라, 매 순간 최선을 다해 치료해주리라 다짐하며 진료를 시작한다.

4장

터진 디스크가
더 잘
흡수된다

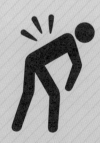

터진 디스크가 흡수되면 안 아프다?

왜 디스크가 터지면 통증이 생길까?

원래 디스크 자체는 통증을 느끼는 세포가 없다. 통증을 느끼는 세포는 주로 디스크 뒤에 있는 신경에 있다.

척추의 구조를 살펴보면 척추 뼈와 뼈 사이에 디스크가 있고, 척추 뼈 내부에는 '척추관'이라는 공간이 있어 이 사이로 굵은 신경다발이 지나간다. 이 신경다발은 척추를 따라 길게 내려오면서 척추 뼈 사이사이마다 한 쌍의 척추신경을 내보내고 있다. 이 신경들 앞에 디스크가 있어, 디스크가 터져 삐져나오면 바로 이 신경들이 눌리게 된다. 고통을 느끼는 신경이 눌리면서 통증이 발생하는 것이다.

디스크가 어느 방향으로 터져 신경을 누르는지에 따라 통증의 양상이 달라지기도 한다. 보통 디스크는 뒤쪽에 압력이 많이 가해져 신경이 있는

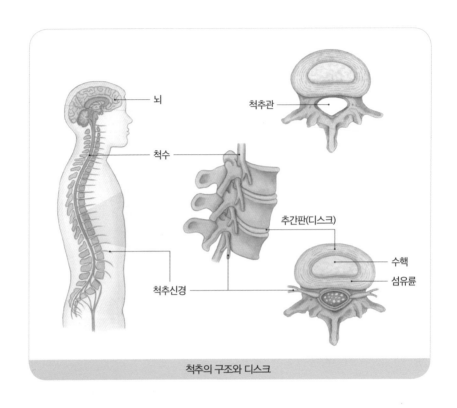

뇌

척추관

척수

추간판(디스크)

수핵

섬유륜

척추신경

척추의 구조와 디스크

뒤쪽으로 많이 터지는데, 가끔 앞으로 터지는 경우가 있다. 이 경우 앞에는 신경이 없어 별다른 통증을 느끼지 않고 이런 환자는 대개 치료할 필요를 못 느끼곤 한다.

디스크가 뒤로 터져 신경을 누르면 십중팔구 통증이 발생한다. 어디로 연결되는 신경을 눌렀는지에 따라 허리만 아플 수도 있고, 허리보다는 엉치나 다리가 더 저리고 아플 수도 있다. 신경을 누른 정도에 따라 통증을 느끼는 정도가 달라지기도 한다. 심하게 눌리면 통증을 넘어 마비가 되는 느낌을 받을 수도 있다.

터진 디스크가 30%만 흡수돼도 안 아프다

보통 디스크가 터진 초기에 통증을 많이 느낀다. 디스크가 터지면서 보호하고 있던 막에 상처가 나기 때문이다. 상처가 생기면 그 부분에 염증이 생기는데 이 염증이 통증을 불러온다. 또한 흘러나온 수핵도 신경에 염증처럼 자극을 주기 때문에 이래저래 통증이 심할 수밖에 없다.

하지만 초기의 통증은 신경을 많이 압박한 상태가 아니라면 디스크 흡수 여부와 상관없이 염증만 가라앉아도 상당 부분 사라진다. 사실 대부분의 디스크 환자의 경우 신경압박보다는 염증으로 인한 화학적인 신경자극이 통증을 유발하기 때문이다.

또한 디스크가 신경을 상당히 압박하는 경우라도 통증은 조금만 디스크가 흡수되면 많이 좋아진다. 꾹 눌렸던 신경이 조금만 덜 눌려도 확실히 통증은 줄어들기 때문에 금방이라도 죽을 듯이 아파하던 환자들도 조금 시간이 지나면 통증을 덜 느끼는 경우가 많다.

터진 디스크가 완전히 흡수되지 않아도 통증은 깨끗하게 없어진다. 자생한방병원이 10년 동안 디스크가 터진 환자들을 대상으로 연구한 결과 보통 디스크가 30% 정도 흡수되면 통증이 완전히 사라지는 것으로 나타났다.

디스크가 흡수되는 시간은 개인차가 크다. 짧게는 2개월부터 길게는 1년 이상 걸릴 수도 있는데, 터진 상태에서 적절한 비수술 치료를 하면 디스크가 흡수되는 시간을 단축시킬 수 있다. 가만히 놔두어도 저절로 흡수되기도 하지만 그러기에는 통증을 견디기가 힘들고 시간도 오래 걸리니 적절한 비수술 치료를 받는 것이 좋다.

디스크가 터졌는지 알아보는 자가진단법

허리가 아프면 디스크가 터졌을까 걱정스럽기 마련이다. 디스크가 터졌는지를 정확하게 알려면 MRI 검사를 받아야 하지만 집에서 스스로 테스트해볼 방법도 있다.

▶ 다리를 들어 올려본다

일반적으로 가장 많이 알려진 방법 중의 하나가 똑바로 누워서 다리를 들어 올려보는 것이다. 다리를 올리기 힘들거나, 30~60도 정도 들어 올렸을 때 다리가 당기거나 저리는 증상이 나타나면 허리디스크를 의심해 봐야 한다. 또한 누워서 다리를 들어 올릴 때 잘 안 올라가고 무릎 아래 정강이 부위에 통증을 많이 느낄 경우에는 디스크가 터져있을 가능성이 높다.

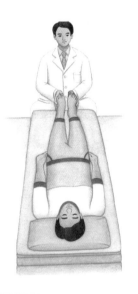

▶ 엄지발가락을 아래로 눌러 본다

똑바로 누워서 양쪽 엄지발가락에 힘을 줘서 바르게 세운다. 그런 뒤에 엄지발가락을 아래로 눌러본다. 이때 한쪽 엄지발가락에 힘이 없다면 디스크가 밀려 나와 그쪽 신경이 눌려 있다는 증거다.

▶ 까치발로 걸어본다

마치 발레를 하듯 까치발로 서서 걷는다. 이렇게 걸을 때 통증이
있거나 뒤뚱거리면서 잘 걷지 못한다면 보다 정밀한 디스크 검
사를 해 볼 필요가 있다.

▶똑바로 서서 발뒤꿈치로 걷는다

바른 자세로 서서 발뒤꿈치를 이용해서 걸어본다. 이때
잘 걸을 수 없다든지 통증이 있다면, 디스크를 의심해
볼 필요가 있다.

▶ 바닥에 다리를 뻗고 앉아서 허리를 숙여본다

바닥에 앉아 다리를 쭉 뻗은 다음, 팔을 뻗어 손을 발 쪽으로
향하면서 천천히 허리를 숙인다. 최대한 숙인 상태에서 큰기침을 두세 차례 해본다.
이때 허리에 심한 통증이 느껴진다면 허리디스크일 확률이 높다.

▶ 다리 길이를 재어본다

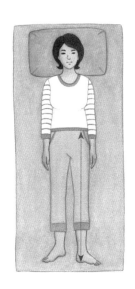

다리 길이를 재는 것은 디스크 진단을 위해서는 아
니다. 하지만 바른 척추와 골반을 가져야 디스크 위
험이 없기 때문에 중요하다. 똑바로 누운 상태에서
양쪽 다리 길이를 잰다. 어느 한쪽 다리가 짧다면 골
반이 비뚤어졌거나 척추가 불안정한 상태이다. 이때
다리를 일부러 비뚤게 놓거나 자세가 나쁘면 정확한
측정이 곤란하므로 반드시 똑바로 누운 상태에서 다
리 길이를 재야 한다.

한편 똑바로 엎드린 상태에서 다리 길이를 재어보는
방법도 있다. 환자는 똑바로 엎드린 상태에서 무릎을
굽히고 보조자가 두 발의 뒤꿈치를 비교해보는 것이
다. 이것 역시 한쪽 다리가 짧다면 골반이 비뚤어졌
거나 척추가 불안정한 상태라는 의미이다.

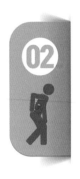

디스크가
많이 터질수록
더 잘 흡수된다

**수술하지
않아도
터진 디스크는
대부분
흡수된다**

터진 디스크는 수술하지 않고 적절한 비수술 치료만 해도 흡수가 된다. 사실 통증을 견딜 수만 있으면 가만히 놔둬도 자연히 흡수된다. 디스크가 터져 수핵이 흘러나오면 나쁜 균이나 바이러스를 먹어치우는 대식세포가 수핵을 흡수하기 때문이다. 또한 일반적으로 터진 디스크의 30% 정도만 흡수돼도 통증은 깨끗하게 사라진다.

자생척추관절연구소에서는 2012년 2월부터 2015년 12월까지 국내 19개의 자생한방병원에서 허리디스크 진단을 받고 한방통합치료를 받은 환자 중에서 디스크 흡수가 예측되는 환자들을 대상으로 디스크 흡수 여부를 관찰했다. 조건에 부합하는 총 505명이었다. 505명의 환자 중 처음 디스크가 터졌을 때 수술을 권유받았던 사람들은 전체의 54.2% 정도였다. 이들 중 거의 대부분은 자연적으로 디스크가 흡수될 수 있다는 것을 모른 상태에서 비수술 치료를 받았다. 환자들의 평균 나이는 약 39세였고, 남성의 비율이 60%를 차지했다. 주로 터진 디스크는 요추 4번과 5번 사이가 53.3%로 제일 많았고, 그다음으로 요추 5번과 천추 1번이 38.8%로 많았다.

이 환자들을 대상으로 치료 전후 MRI 사진을 비교한 결과는 의미심장하다. 실제 디스크 흡수가 일어나지 않은 환자들은 19명에 불과했다. 나머지 486명은 흡수가 일어났고 그중 절반에 가까운 220명은 50% 이상의 놀라운 흡수를 보여준 것이다.

505명의 요추디스크 탈출환자 중 186명(38.6%)은 입원해 치료를 받았고, 나머지 사람들은 외래로 한방통합치료를 받았다. 총 입원일수는 평균 약 34일, 외래일 수는 약 33일이었고, 입원과 외래를 포함한 치료일 수는 약 45일이었다. 대부분의 환자는 한약(96.4%), 침(96.4%), 추나(87.9%)를 받았으며 봉침(65.0%), 약침(53.3%), 전침(46.5%), 부항(22.6%) 등을 선택적으로 받았다.

경과도 좋았다. 약 50개월가량 추적 관찰한 결과 환자들의 무려 68.4%가 단 한 번의 요통의 재발 없이 잘 지냈고, 90%가 넘는 환자들이 한방치료에 만족한 것으로 나타났다. 이 대규모 디스크 흡수 사례 관찰 연구 결과는 2017년 국제학술지에 소개되면서 지상파 뉴스를 비롯한 주요 언론사를 통해 소개되기도 했다.

급성일수록, 디스크가 많이 터질수록 흡수가 잘 된다

디스크가 터진 정도와 통증이 반드시 비례하는 것은 아니지만 대체로 디스크가 많이 터지면 통증도 심하다. 또한 오랜 기간에 걸쳐 서서히 디스크가 터질 때보다 급성으로 터지면 통증을 더 심하게 느낀다.

통증이 심할수록 환자들의 불안감은 커진다. 통증이 심해 잘 걷지도 못하고 꼼짝도 못 할 지경에 이르면 당장에라도 수술을 받고 싶은 마음이 생기는 게 사실이다. 하지만 아이러니하게도 급성일수록, 디스크가 많이 터질수록 흡수가 잘 된다.

디스크가 많이 터질수록 흡수가 잘 된다는 연구결과들이 있다. 즉 섬유륜이 약해졌지만 터지지는 않아 삐져나오기만 했을 때보다 섬유륜이 찢어져 수핵이 흘러나왔을 때 더 빠르게 흡수가 잘 된다는 내용이다.

이 이론의 근거는 우리 몸의 면역체계와 관련이 있다. 섬유륜과 후종인대가 많이 손상될수록 수핵이 경막 외 공간에 많이 흘러나온다. 경막 외 공간이란 척수에서 신경이 나와 분포하는 공간으로, 이 공간에 디스크가 많이 밀고 들어오면 디스크를 이물질로 판단해 녹이거나 대식세포가 잡아먹어 흡수된다는 것이다.

2012년 테이머 오리프의 연구결과도 비슷하다. 그도 역시 탈출된 디스크의 크기가 클수록 더 잘 흡수된다고 보고했다. 이는 급성 단계에서 터진 디스크 조각이 클수록 수분을 많이 함유하고 있기 때문이라고 보았다. 수분이 많을수록 탈수가 쉽고 염증반응이 증가해 그만큼 대식세포가 빨리 먹어치워 흡수가 잘 된다는 것이다.

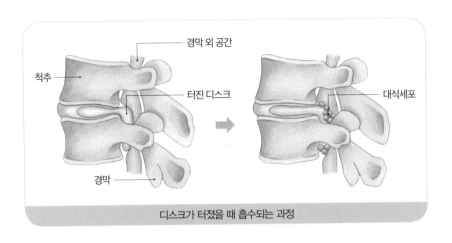

경막 외 공간

척추

터진 디스크

대식세포

경막

디스크가 터졌을 때 흡수되는 과정

　자생한방병원에서 디스크가 터졌을 때의 흡수율을 연구한 결과도 같은 맥락이다. 자생한방병원은 그동안 꾸준히 한방 비수술 치료를 받은 후 요통이 좋아짐은 물론 마치 수술한 것처럼 터진 디스크가 흡수된 환자들의 사례를 국제학술지에 발표했다. 이는 기존 디스크 흡수를 보고한 연구 중 가장 많은 환자 숫자다.

　연구는 터진 디스크의 크기와 치료 후의 크기를 삼차원적으로 부피를 측정하는 방식으로 이루어졌다. 그 결과 디스크가 심하게 터질수록 흡수율이 더 높은 것으로 나타났다. 또한 평균적으로 탈출된 디스크 부피의 반 이상은 흡수되는 것으로 밝혀졌고, 통증은 깨끗하게 회복되었다. 통증은 MRI 상으로 터진 디스크가 흡수되었음을 확인하기 전부터 호전되는 것으로 나타났다.

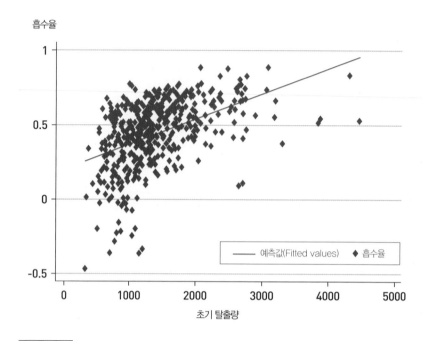

흡수율

초기 탈출량

초기 탈출량과 흡수율의 상관관계. 흡수율 1은 100%, 0.5는 50% 흡수를 의미한다.

터진 디스크 흡수 여부, 예측 가능한가?

디스크가 터지면 수술을 받지 않아도 흡수된다. 그것도 많이 터지면 터질수록, 급성일수록 더 잘 흡수된다. 그렇다면 모든 환자의 디스크가 수술하지 않아도 흡수가 될까? 그것은 절대 아니다. 10년 넘게 자생한방병원에서 디스크 환자를 지켜본 결과 터진 디스크 환자의 10명 중 7명은 흡수가 되었다. 나머지 3명에게서는 흡수가 전혀 일어나지 않거나 아주 적은 흡수만을 보였다.

그럼 통증은 어떨까? 디스크의 대표적인 증상인 허리와 다리의 통증은 흡수가 30% 이상 된 환자에게서는 대부분이 깨끗하게 없어졌다. 흡수가 전혀 일어나지 않은 3명 중에서도 2명은 통증이 많이 호전되었다. 나머지 1명이 채 안 되는 환자만 터진 디스크가 흡수도 되지 않고 통증도 좋아지지 않았다. 이들은 진짜 수술이 반드시 필요한 디스크 환자군이다.

치료하는 입장에서 환자가 처음 내원했을 때 디스크가 흡수될지, 흡수가 안 되어도 통증은 좋아질 수 있는지를 알 수 있다면 그것만큼 좋은 일은 없을 것이다. 디스크 흡수 여부만 정확하게 예측할 수 있다면 불필요한 수술을 안 할 수 있고, 반대로 꼭 수술이 필요한 환자가 비수술 치료로 버티면서 시간을 보낼 필요가 없기 때문이다.

디스크 흡수 여부를 예측하는 여러 연구에서 디스크 흡수는 정상적인 염증반응과 면역작용, 그리고 신생혈관에 의한 작용 등에 의해 이루어지는 것으로 추정된다. 이러한 작용을 촉진시키는 몇 가지 조건들이 있다. 앞에서 살펴본 것처럼 디스크가 많이 터질수록 염증반응과 면역반응이 강하게 나타나 터진 디스크를 먹어치우는 대식세포가 활발하게 움직인다.

핀란드 의사인 레이조 A 오티오에 따르면 디스크 흡수 여부의 바로미터라고 할 수 있는 신생혈관의 분포 정도는 MRI 조영증강 검사를 통해 알 수 있다고 한다. 이는 형광물질인 조영제를 투여한 후 MRI 촬영을 하는 것으로 디스크 주변에 신생혈관분포가 많아 조영제가 투여된 부분이 두껍게 나타날 경우 흡수가 더 잘된다고 보고했다. 하지만 조영제의 투여는 환자에 따라 심각한 부작용이 많이 보고되어 추천하는 검사법은 아니다.

디스크 주변의 염증은 통증을 일으키지만 아이러니하게도 이 염증반응이 대식세포를 활성화시켜 디스크 흡수를 돕는다. 따라서 인위적으로 염증반응을 차단하면 디스크 흡수를 방해할 가능성이 있다. 이에 한 연구자가 염증기전 자체를 차단하는 스테로이드를 사용했을 때를 연구하여 디스크 흡수가 방해될 수 있다고 발표했지만 임상사례가 적어 아직 명확한 결론을 내리기에는 역부족인 상황이다.

그밖에도 연령, 섬유륜과 후종인대의 파열 여부 등 다양한 요인이 디스크 흡수에 작용할 수 있다. 하지만 좀 더 정확한 예측을 위해서는 더 많은 연구가 필요하다. 이러한 요구 때문에 현재 자생척추관절연구소에는 1,000명 이상의 디스크 탈출 환자를 대상으로 디스크 흡수 예측 프로그램을 개발하기 위한 연구를 한참 진행 중이다. 이 프로그램을 개발하면 향후 많은 디스크 환자의 치료 방향을 잡기가 한결 수월해질 것으로 기대된다.

디스크 흡수가 원상태로 돌아가는 것은 아니다

**디스크는
계속
변한다**

자생한방병원은 터진 디스크로 내원했던 128명의 환자를 대상으로 5년 동안 매년 MRI를 찍어 경과를 추적 조사한 적이 있다. 연구는 특별한 치료를 하지 않은 상태에서 MRI를 찍어 비교하는 방식으로 진행했다.

연구결과 디스크는 매년 각양각색의 모양으로 변하는 것을 확인할 수 있었다. 어떤 환자는 디스크의 변화가 마치 춤을 추는 듯했다. 한 해는 튀어나왔다가 그다음 해는 들어갔다가 다시 튀어나오기를 반복했다. 또 다른 환자는 디스크가 터져 신경 부위까지 도달했다가 다시 원래 크기로 줄어든 경우도 있었다.

디스크가 흡수된다는 것은 흘러나온 수핵이 자연분해되어 우리 몸으로 흡수되는 것을 의미한다. 몸에 종기가 났을 때 일정 시간이 지나면 저절로 나아 없어지는 것과 같은 원리다. 그런데 디스크가 흡수되는 것을 터져 흘러나갔던 수핵이 다시 디스크로 흘러들어오는 것으로 착각하는 분들이 많은데, 그렇지 않다. 디스크가 흡수되면 크기가 감소하기는 하지만 터지기 전의 상태로 회복되는 것은 아니다.

또한 디스크가 흡수됐지만 나중에 더 튀어나올 수도 있다. 사실 디스크가 튀어나왔다 줄어들었다 하는 것과 상관없이 터진 수핵이 흡수되면 디스크의 절대량은 줄어든다. 그럼에도 디스크가 튀어나오는 것은 그만큼 약해지는 과정이라 보면 된다. 터진 수핵이 몸으로 흡수되면 남아있는 디스크는 수분이 없어져 단단해진다. 디스크가 말랑말랑해야 충격을 잘 흡수하는데, 딱딱하면 디스크가 충격을 고스란히 받으면서 약해져 더 삐져나올 수 있다.

이처럼 디스크가 춤을 추듯이 튀어나왔다 줄어들었다 하는 것은 디스크가 약해진 반증이므로 단지 절대량이 줄었다고 안심할 일은 아니다.

디스크 변화와 통증은 일치하지 않는다

디스크의 모양이 변화무쌍한데도 이 변화를 느끼는 사람은 그리 많지 않다. 실제로 관찰 대상이었던 128명의 환자 중 디스크가 튀어나왔다 들어갔다 하는 데도 통증을 느끼지 못했던 환자들이 꽤 많았다. 반면 튀어나왔던 디스크가 줄어들었는데 오히려 통증을 더 느끼거나 더 튀어나갔는데 통증을 느끼지 못하는 환자들도 있었다.

디스크 치료는 단순히 통증치료가 아니다. 연구결과에서 알 수 있듯이 통증이 없어도 디스크가 변하면서 악화될 수 있기 때문에 통증과 상관없이 꾸준히 관리할 필요가 있다. 또한 디스크가 터졌을 때 흡수되고 또다시 탈출하고 흡수하는 과정이 제각각 다르게 진행되기 때문에 치료와 관리를 함께하는 주치의 개념으로 가는 것이 중요하다.

한 번 디스크가 터지면 꾸준히 관리하면서 앞으로의 진행 여부를 예측해야 한다. 지금 당장 통증이 없거나 크기가 줄었다고 더 이상 관찰을 하지 않으면 향후 자기도 모르는 사이에 디스크가 악화돼 호미로 막을 수 있을 것을 가래로 막아야 하는 사태가 벌어질 수도 있다.

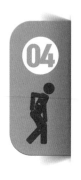

디스크,
단계별로 치료·관리 방법도
달라야 한다

**디스크가
터지는 데도
단계가 있다**

다 그런 것은 아니지만 어느 날 갑자기 수핵이 흘러
나올 정도로 디스크가 심하게 터지지는 않는다. 거
의 대부분 오랜 시간에 걸쳐 서서히 터진다. 디스크
는 터진 정도에 따라 4단계로 구분할 수 있다.

1단계는 디스크가 살짝 부푼 상태로 이를 '팽윤'이라 부른다. 섬유륜이
약해져 수핵이 부풀기는 했지만 신경에는 닿지 않거나 닿아도 많이 누르
고 있는 상태는 아니어서 통증이 심하지 않다. 통증은 대부분 요통의 형
태로 나타난다.

2단계는 팽창한 수핵이 섬유륜을 밀고 삐져나오는 상태이다. 이를 돌출이
라 부르며 디스크가 삐져나와 신경을 누르면 통증이 발생한다. 신경을 많이
누를수록 통증도 심해지며 요통과 더불어 다리도 함께 아픈 경우가 많다.

3단계는 약해진 섬유륜이 더 이상 견디지 못하고 찢어져 수핵이 흘러나오는 상태다. 이를 탈출이라 하는데, 팽윤과 돌출은 디스크가 볼록해지거나 삐져나오긴 했어도 수핵이 섬유륜 안에 갇혀 흘러나오지 않는 것에 비해 탈출은 수핵이 밖으로 흘러나온다. 통증은 돌출 때와 마찬가지로 허리와 다리가 함께 아픈 형태로 나타난다.

4단계는 섬유륜을 뚫고 나온 수핵이 완전히 떨어져 디스크와 분리된 상태로 이를 '분리'라 한다.

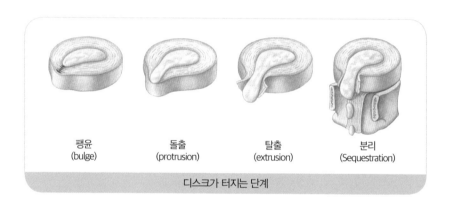

| 팽윤 (bulge) | 돌출 (protrusion) | 탈출 (extrusion) | 분리 (Sequestration) |

디스크가 터지는 단계

디스크 초기, 통증에 일희일비해서는 안 된다

여기서 말하는 초기는 꼭 디스크가 터진 정도가 얼마 안 되는 팽윤이나 돌출 단계만을 의미하지 않는다. 디스크가 터지는 단계를 기준으로 한 것이라기보다 처음 통증을 느끼는 시기라고 이해하는 것이 적절하다. 터진 정도와 통증이 언제나 비례하는 것은 아니어서 처음으로 허리에 통증을 느껴 병원을 찾았는데 이미 디스크가 심하게 터진 경우도 많기 때문이다.

또한 처음 통증을 느끼기 시작한 초기 단계와 통증이 오랫동안 지속된 만성화 단계에서는 치료와 관리를 달리해야 한다. 초기 단계에는 대개 터진 정도에 비해 통증을 심하게 느끼는 편이다. 통증을 처음 접해 민감하게 반응하기 때문이다.

예전에 환자들이 섣불리 '수술'을 감행한 것도 어찌 보면 통증에서 하루 빨리 벗어나고 싶은 심정에서였다. 지금도 처음 겪는 낯선 통증에 놀라 "나는 그냥 수술할래요" 하며 수술을 선택하는 분들이 간혹 있다. 수술을 선택하는 사람들은 대개 통증의 변화가 심한 편으로 짧은 시간에 통증이 확 좋아졌다가 다시 나빠지는 증상을 보이는 경우가 많다. 통증이 서서히 줄어들기만 하면 희망을 품을 텐데, 확 좋아졌다 다시 확 나빠지기를 반복하면 언제 또다시 극심한 통증이 올지 모른다는 두려움을 갖게 된다. 이런 경우 비수술 치료를 하다가도 통증이 무서워 수술을 선택하기도 한다.

이처럼 통증은 디스크 환자들에게 상당한 불안감과 공포감을 갖게 하므로 초기 단계에서는 통증치료를 주로 한다. 초기에 통증을 완화시키는 것은 그리 어렵지 않다. 아무리 심한 통증도 비수술 치료를 받으면 많이 좋아지는데 동작침법과 추나요법 등의 치료를 받으면 며칠 내로 통증이 사라지기도 한다. 통증이 너무 심해 들것에 실려 왔다가 2~3일 후 제 발로 걸어 퇴원한 환자들도 무척 많다.

하지만 통증이 없어졌다고 안심해서는 안 된다. 통증과 관계없이 인대나 연골은 스스로 회복하는 기간이 있다. 피부가 찢어져도 처음에는 아프다가 반창고 붙이고 하루 이틀 지나면 아프지 않다. 그렇다고 피부가 완전히 아문 것은 아니며 찢어진 부위를 벌리면 또 찢어진다.

디스크도 마찬가지다. 통증은 며칠 내로 없어질 수 있지만 상처가 난 디스크나 주변 인대와 근육이 회복되는 데는 시간이 걸린다. 최소한 3개월 이상은 되어야 재생이 되기 때문에 디스크 초기에는 상당한 안정이 필요하며 디스크가 더는 손상되지 않도록 조심해야 한다.

터진 디스크로 비수술 치료를 받은 환자들이 자주 범하는 실수가 있다. 초기 디스크 환자들을 치료하면서 의사들은 디스크에 무리가 가는 잘못된 생활습관을 고쳐야 한다고 누누이 강조한다. 그럼에도 통증이 사라지면 의사의 권고를 까맣게 잊고 다시 안 좋은 생활습관으로 돌아가는 분들이 너무 많다.

통증이 가라앉았다고 디스크를 터지게 한 원인이 해결된 것은 아니다. 디스크가 흡수되고 염증이 없어져 통증이 가라앉았어도 찢어진 섬유륜은 그대로이다. 그런데 예전처럼 허리에 부담을 주는 생활습관을 고수하면 디스크는 언제든 또다시 터질 수 있다.

만성화된 디스크, 인내와 여유가 필요

디스크 초기에 적절한 치료를 하고 잘못된 생활습관을 바로잡지 않으면 디스크가 만성화될 수 있다. 디스크가 만성화되면 증상이 퇴행성디스크와 흡사한 경우가 많은데 아주 가벼운 디스크성 통증이 느껴지다가 금방 없어진다. 이렇게 아팠다 조금 나아졌다를 반복하면서 디스크는 더 약해지고 손상된다.

만성요통의 대부분은 퇴행성 변화 때문에 생긴다. 나이가 들면 말랑말랑해야 할 디스크가 수분이 없어지면서 탄력을 잃고 얇아진다. 얇고 딱딱해진 디스크가 충격을 제대로 흡수하지 못하면 척추 뼈가 변하면서 뼈 가시가 나오기도 하고 뼈가 두꺼워져 디스크를 더욱 악화시키기도 한다.

디스크가 많이 터져 신경을 많이 누를수록 환자들은 일반적으로 요통과 함께 다리에 심한 통증을 호소한다. 문제는 환자들 대부분이 이런 통증이 나타났을 때 무심하게 지나쳐버려 병 자체를 악화시키는 경우가 많다는 것이다. 또 수술에 대한 막연한 두려움이나 후유증을 걱정해 정확한 진단을 받지 않은 채 민간요법이나 약물요법에만 의존하다 오히려 상태를 악화시키고 나서야 병원을 찾는 경우가 흔하다.

사실 디스크 초기에 바로 병원을 찾는 환자들은 그리 많지 않다. 대부분은 만성이 되었을 때 병원에 온다. 초기 디스크일 때보다 만성디스크일 때 당연히 치료가 어렵지만 만성디스크 환자임에도 극적으로 좋아지는 분들이 있다. 잘 치료해 만성디스크 환자가 눈에 띄게 좋아지는 모습을 지켜보는 것은 의사의 보람이고 행복이다.

만성디스크를 치료해보면 약 90%의 환자들이 3개월에 걸쳐 조금씩 호전되는 경향을 보인다. 그런데 10%가량의 환자 정도가 상당히 더 오랜 시간이 지나야 계단식으로 상태가 진전된다. 이런 환자들의 경우 3개월가량은 전혀 나아질 기미를 보이지 않다가 5개월이 지나서 6개월로 접어드는 어느 시점에 확 좋아진다.

의외로 이런 환자들이 꽤 많다. 계단식으로 경과가 좋아지는 환자들은 언제까지 치료할 것인지를 결정하기가 쉽지 않다. 정답은 없다. 다만 경험을 바탕으로 치료 방향을 잡아야 하기 때문에 만성디스크 환자일수록 경험 많은 전문의의 도움을 받는 것이 좋다.

만성디스크 환자들의 회복 속도는 저마다 다르다. 인체는 어떤 상황에서도 다 적응할 수 있는 회복력과 적응력을 갖고 있다. 그 적응력이 사람마다 다르기 때문에 회복 속도도 다를 수밖에 없다. 어떤 환자는 2개월 만에 적응하지만 안타깝게도 어떤 이는 6개월 만에 적응할 수도 있는 것이다. 개인마다 속도는 차이가 있지만 정상적인 치료를 꾸준히 해주면 꼭 완전히 회복하는 시기가 온다. 좀 늦게 회복되는 환자는 워낙 만성적인 문제가 많다 보니 처음에는 별 반응을 보이지 않지만 어느 정도 시간이 지나면 인체 회복력에 따라 호전되는 것이다.

이처럼 만성디스크는 회복하는 시간이 천차만별이고, 오래 걸릴 수 있기 때문에 의사와 환자 간의 소통이 중요하다. 의사와 환자가 병의 증상과 경과에 대해 계속 이야기를 하면서 치료방향을 결정해야 환자가 불안하지 않고 효과도 더 좋다.

사실 의사들도 만성디스크 환자가 어떤 반응을 보이느냐에 따라 비수술 치료를 포기하고 수술을 권하게 되는 사례가 가끔 있다. 환자를 3개월 이상 치료했는데도 별 차도가 보이지 않으면 의사로서는 난감하기 짝이 없다. 특히 만성디스크 환자의 다양한 사례를 경험해 보지 못한 신참 의사들은 스스로 나을 수 있다는 확신을 못 해 "안 되나 봅니다. 다른 치료를 해보시죠" 하고 수술을 권하기도 한다.

그런데 앞서도 말했듯이 사실은 다른 치료도 마찬가지인 것이다. 아직 낫지 않을 상황이라서 낫지 않은 것뿐이다. 이럴 때 환자가 수술 대신 비수술 치료를 끝까지 해보겠다고 해서 5~6개월쯤 돼서 낫는 경우도 종종 있다.

만성디스크는 치료를 시작해도 초반에 바로 반응이 나타나지 않을 수 있다. 이를 감안하여 너무 조급해하지 말고 의사와 회복 시점이나 디스크의 상태에 대해서 사소한 것이라도 서로 의견을 나누는 방향으로 나가야 한다.

만성디스크 환자가 잘 낫지 않는 숨겨진 진실 중 하나는 이들이 병원에 오기 전에 이미 진통제나 주사제를 많이 이용해서 몸이 망가진 경우가 많다는 점이다. 사실 환자들이 통증을 없애기 위해 맞는 스테로이드 계열의 진통제는 증상을 회복시키는 것이 아니라 증상을 억눌러 놓는 것이다.

통증이 있으면 사람은 본능적으로 악화되지 않도록 조심하게 된다. 그런데 강력한 진통제로 통증을 없애면 조심하지 않고 평소 습관대로 생활해 디스크에 추가적인 손상을 일으켜 문제를 더 키운다. 따라서 만성디스크 환자들이 제대로 비수술 치료를 하려면 그 전에 맞았던 진통제도 끊고 통증을 어느 정도 견뎌야 한다. 통증이 심하면 휴식을 취하거나 통증을 줄일 수 있는 자세를 취하면서 디스크에 생긴 상처가 더 악화되지 않도록 하는 것이 중요하다. 다소 느긋한 마음으로 치료와 관리를 해야 하는 것이다.

디스크 환자들은 얼마가 걸리더라도 치료만 잘하면 나을 수 있다는 인내심과 긍정 마인드를 갖고 장기전에 돌입해야 한다. 만성디스크는 오래 걸리지만 낫지 않는 질환은 아니다. 인내심을 갖고 한방 비수술 치료를 꾸준히 받으면 대부분 좋아진다.

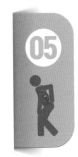

입원으로
터진 디스크
치료를 돕는다

입원은
수술할 때만
필요한 것이
아니다

보통 디스크로 입원하는 경우는 수술을 할 때이다. 수술할 것도 아닌데 입원 치료를 하는 나라는 흔하지 않다. 미국을 비롯한 선진국도 수술을 위해 3~4일가량 입원하는 경우가 대부분이다. 하지만 자생한방병원은 비수술 치료만 하면서도 입원을 한다. 2~3주가량 입원해 비수술 치료와 함께 체계적으로 재활운동을 할 수 있게 도와준다.

자생한방병원이 집중적 입원 치료와 함께 휴식을 겸한 재활운동까지 하는 이유가 뭘까? 이는 환자들이 입원을 통해 고질적인 디스크도 치료하면서 얼마든지 나을 수 있다는 것을 체험하도록 하기 위해서이다.

만약 자생한방병원의 입원 치료에 환자들이 만족하지 못했다면 병실은 텅텅 비어 있어야 마땅할 것이다. 그런데 병실은 늘 환자들로 북적거린다. 경제적 부담은 있지만 그만큼 입원 치료의 가치를 느끼기 때문이다.

입원 치료의 가치는 급성일 때와 만성일 때가 다르다

환자들이 느끼는 입원 치료의 가치는 급성디스크일 때와 만성디스크일 때가 다르다. 급성디스크 환자가 수술을 선택하는 건 극심한 통증으로 일상생활을 할 수 없기 때문이다. 그럴 때는 입원해서 급한 불을 꺼주는 것이다. 입원 3주 만에 치료가 다 되는 것은 아니지만, 급한 불을 꺼주면 최소한 수술은 안 할 수 있다. 또한 입원하는 동안 디스크를 제대로 이해하면 퇴원 후에도 환자 스스로 디스크가 다시 터지지 않도록 조심한다.

이는 급성디스크가 만성으로 진행하는 것을 막는 효과도 있다. 요통은 경과가 좋아도 그중 5%에서 10% 정도는 만성디스크로 진행된다. 이를 막으려면 초반에 불을 확 꺼주는 방법을 써야 한다. 만성디스크가 예상되는 환자라면 더욱 적극적으로 통증을 없애고 주변 근육과 인대를 강화해 확률을 낮춘다. 이것이 급성디스크 환자가 입원하는 가장 큰 의미이다.

또 만성디스크 환자의 입원 목적은 디스크가 나을 수 있다는 가능성과 희망을 갖게 하는 데 있다. 만성디스크 환자들은 워낙 오랫동안 디스크가 진행해 통증에 익숙하다. 또 꼼짝도 못 할 정도로 아프지 않기 때문에 치료를 받는 데 인색하다. 그러다 보니 좋아질 수 있다는 희망도, 치료에 대한 믿음도 별로 없다. 이들은 대개 디스크에 엄청난 시간과 비용을 쏟아

부은 사람들이라 자칭 '헛똑똑 디스크 박사'들이 많다.

　만성디스크 환자들이 외래로 오면 급성 환자들처럼 빨리 좋아지지도 않고 초반에 반응이 없는 경우도 많다. 외래는 많아도 일주일에 2번 치료를 할 뿐이어서 치료 효과를 체감하기도 어렵다. 그래서 한두 달 치료를 받다가 '여기도 별로네' 하고 포기하고, 다른 병원에 가서 똑같은 과정을 되풀이하는 분들이 많다.

　입원 치료를 하면 다르다. 약 3주 동안 집중적으로 치료를 받으면 만성 디스크 환자라도 스스로 만족을 느낄 만큼 통증이 줄어들고 상태가 호전되는 것을 느끼게 된다. 즉 나도 나을 수 있다는 희망을 가지게 되고 이는 치료의 상당히 중요한 포인트이다. 또한 입원하면 치료만 하는 것이 아니라 환자를 지속적으로 아프게 했던 습관과 환경에서 벗어날 수 있다. 이 점이 디스크 입원 환자에겐 가장 고무적인 상황이다.

　입원을 통해 그동안의 생활습관을 되돌아보고 좋아질 수 있다는 것을 확인하면서 환자는 치료를 하려는 의지가 생긴다.

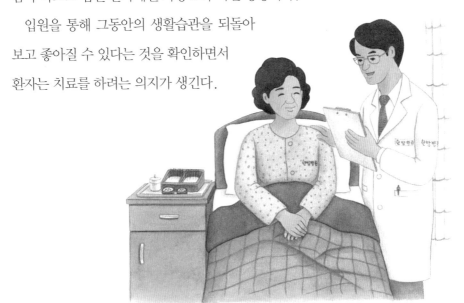

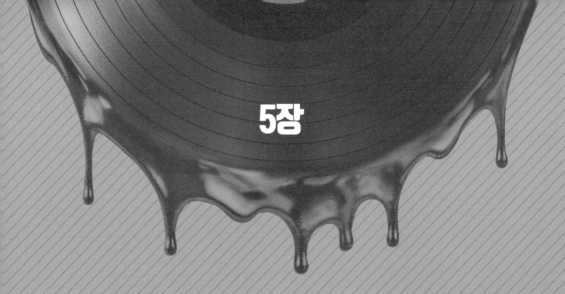

5장

수술은
최후의
보루여야 한다

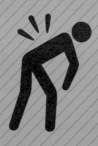

디스크가 터진 것보다 척추수술 후 실패증후군이 더 무섭다

수술 후 몸 고생, 마음고생이 더 심해진 사람들

권영자(여성, 63세) 씨는 10여 년 전부터 허리디스크로 고생하다 지난 2000년 척추에 나사못을 4개나 박는 수술을 했다. 30대 중반부터 허리가 좋지 않았던 탓에 1989년부터 모 대학병원에서 꾸준히 물리치료를 받으며 근근이 버텼다. 워낙 오래 통증에 시달리다 보니 어지간한 통증은 '그냥 그러려니' 하며 이겨냈다.

그렇게 10여 년이 지난 2000년. 도저히 더 이상은 견딜 수 없을 정도로 통증이 악화되었다. 운전대만 잡아도 숨이 턱턱 막힐 정도로 통증이 심해 버틸 재간이 없었다. 결국 권 씨는 수술이 무섭기는 했지만 수술만 받으면 지긋지긋한 허리 통증에서 해방될 수 있으리라 기대하며 수술대에 올랐다. 하지만 결과는 참담했다. 어찌 된 일인지 통증은 더 심해졌고, 수술 후 처음 5개월 동안은 혼자서 몸을 움직일 수도 없었다. 화장실을 가려해도 식구들의 부축을 받아야 했고, 아기처럼 네 발로 기어 다녀야 했다.

절박한 심정으로 다시 병원을 찾았다. 그러나 권 씨에게 돌아온 것은 '수술은 잘됐지만 수술 부위 주변이 나빠졌다'는 답변뿐이었다. 눈앞이 캄캄했다. 쉴 새 없이 몰아치는 허리와 다리 통증도 괴로움이었지만, 누군가의 도움 없이는 단 하루도 살 수 없는 자신의 처지가 암담했다.

2년여를 고생하던 권 씨는 또다시 수술 권유를 받았다. 수술을 받고 더 끔찍한 고통에 시달렸던 권 씨는 수술 없이 디스크를 고칠 수 있는 병원을 수소문했고, 자생한방병원을 찾아 방문했다. 2년 동안 워낙 안 해본 것 없이 다 해 본 권 씨라 처음에는 '속는 셈 치고' 신바로 한약과 추나요법을 받았다. 그런데 그렇게 오랫동안 권 씨를 괴롭혔던 통증이 불과 몇 개월 만에 거의 깨끗하게 사라지면서 몸과 마음을 정상으로 되돌려놓았다.

최상우(남성, 38세) 씨도 권영자 씨와 마찬가지로 디스크 수술 후 큰 고통을 받은 분이다. 그는 2004년 3월에 수술을 받았다. 극심한 허리 통증과 함께 다리 힘이 빠지면서 하반신이 마비되는 증상이 나타나자 덜컥 겁이 나 발병 일주일 만에 수술을 받고야 말았다. 결과에 대해서는 일말의 의심도 없었다. 수술에 대한 깊은 지식도 없었지만 '수술 후 3일 만에 퇴원할 수 있다'는 병원 측 말만 믿고 안심했던 탓도 있었다.

"괜찮다고 그러더라고요. 3일 만에 퇴원할 수

수술까지 했는데 왜 계속 아프지?

있다고. 그래서 디스크를 그냥 종기 정도로 가볍게 생각했죠."

그러나 수술은 그의 기대를 저버렸다. 수술 후에도 통증은 가시지 않았고, 진통제와 근육이완제를 복용하지 않으면 하루하루를 지탱하기도 어려웠다. 급기야 수술 후 8개월쯤 지났을 무렵 디스크가 재발하고야 말았다. 극심한 요통 때문에 앉을 수도 일어설 수도 없었다. 수술은 생각도 하고 싶지 않았으나, 가는 병원마다 인공 디스크를 넣으라는 진단뿐이었다.

최상우 씨가 자생한방병원을 찾아온 것은 인공 디스크를 넣는 수술을 피하기 위한 마지막 선택이었다. 검사를 해보니 디스크가 심하게 터져 신경의 5분의 4를 다 막은 심각한 상태였다. 척추가 비뚤어져 다리 길이도 확연하게 차이가 났다. 다행히 추나요법, 동작침법, 봉침, 신바로 한약을 병행한 지 50일 만에 통증 없이 걸을 수 있는 몸이 되었다.

권영자 씨와 최상우 씨뿐만 아니라 디스크 수술 후 더 고통스럽게 사는 분들이 많다. 절박한 마음에 수술을 받았는데, 전보다 나빠지면 그보다 더 절망스러운 일도 없을 것이다. 물론 모든 수술 환자가 실패하는 것은 아니지만 10%의 가능성이라도 본인에게 닥친다면 확률은 소용이 없다.

수술은 만능이 아니다. 또한 수술만 받는다고 디스크가 완치되는 것은 더더욱 아니다. 그렇기 때문에 수술은 아주 신중하게 결정해야 한다. 보통 하루라도 빨리 통증에서 벗어나 평화로운 일상을 살고 싶을 때 수술을 결정하는 경우가 많은데, 빨리 가려다 오히려 낭패를 보는 경우가 많다. 평균수명 100세 시대라고 한다. 하지만 오래 산다고 무조건 좋아하는 분위기는 아니다. 행복한 100세 시대를 누리기 위해서는 여러 가지 조건이 필요하지만 그중 제일 중요한 것이 '건강'이 아닐까 싶다. 몸이 아파 하루를 살기도 힘든데 100세까지 끔찍한 고통에 시달리며 남의 도움에 모든 걸 의지해야 한다면 그건 축복이 아니라 재앙에 가깝다.

디스크 수술로 고생해본 환자들은 그 누구보다 아프면서 오래 사는 것이 얼마나 큰 고통인지 공감할 수 있을 것이다. 또 수술 후에도 통증이 지속되고, 심지어는 재발해 더 고통받는 환자들이 수두룩하다. 오죽하면 '척추수술 후 실패증후군'이란 말까지 나왔을까.

척추수술 후 실패증후군이 삶의 질을 바닥으로 추락시킨다

척추수술 후 실패증후군은 미국에서 가장 저명한 의과학저널 사이트인 '펍메드'에서 미국 국립의학도서관의 생리학 분야 정식 검색엔진 공식용어로 지정한 단어이다. 용어 자체가 섬뜩한 느낌이다. 그래서 우리나라 의사들은 이 단어를 그리 달가워하지 않는 분위기다. 자칫 사람들이 수술에 대한 실패로 오해할 소지가 있다며 우리나라에서는 '척추수술증후군' 대신 '척추수술 후 통증증후군'이라는 용어로 바꾸려고 하고 있다.

중요한 것은 용어가 아니라 수술의 진실이다. '실패'라는 단어를 쓰든 안 쓰든 디스크 수술 후 더 안 좋아진 환자들이 있다는 사실이 중요하다. 무엇보다 삶의 질이 너무 떨어져 우울증에 걸리거나 삶의 의욕까지 잃는 환자들이 많다는 점에 주목해야 한다.

척추수술 후 실패증후군이 세계적으로 주요 쟁점이 된 데는 2010년 〈PAIN〉이라는 저널에 발표된 '통증 관련 삶의 질'에 관한 연구논문이 큰

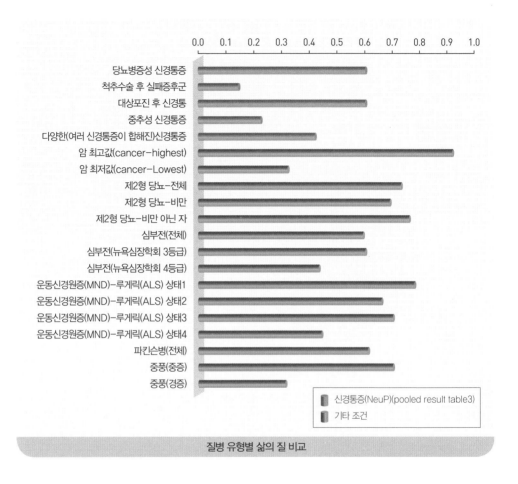

질병 유형별 삶의 질 비교

역할을 했다. 이 논문은 '내가 일상생활에서 얼마나 행복하냐?'를 질병의 유형을 들어 조사해 본 것으로 25편의 논문을 정리한 것이다.

논문에서는 당뇨병으로 생긴 통증, 수술 실패로 생긴 통증, 암으로 생긴 통증, 심근경색, 중풍 등 웬만한 중증질환을 다 정리한 후 삶의 질을 본 것이다. 1이 행복한 상태이고 0으로 갈수록 질이 낮은 것이다.

연구결과 암이나 중풍, 당뇨에 걸린 것보다 척추수술 후 실패증후군 (FBSS, fail back surgery syndrom)이 훨씬 더 고통스럽다는 결과가 나왔다. 암, 중풍의 삶의 질이 0.3에서 0.4인 것에 비해 척추수술 후 실패증후군은 이것에 반도 안 되는 0.12 정도밖에 안 된다.

척추수술 후 실패증후군이란 1회 내지 그 이상의 척추수술을 받은 후에도 증상이 호전되지 않고 도리어 악화되거나 금방 재발하는 상태를 의미한다. 이 증후군이 발생하는 시기는 사람마다 다르다. 수술 직후부터 3개월 이내에 나타나는 경우도 있고, 처음에는 괜찮다가 3개월 이후에 나타나는 경우도 있으며 1년 이후에 나타나는 경우도 적지 않다.

사실 수술 후 언제 다시 증상이 나타났는지는 그리 중요하지 않다. 몇 년 편히 살고자 수술받는 사람은 드물기 때문이다. 수술을 택할 때는 다시는 수술대에 오르지 않기를 바라며 힘든 결정을 한 것이다. 그러나 수술로 그 소망이 이루어지기가 생각보다 어렵다는 것을 꼭 기억해야 한다.

척추수술 후 실패증후군에도 한방통합치료가 효과적

'척추수술 후 실패증후군'이라는 이름 때문에 척추수술 자체가 잘못된 것으로 오해할 수 있지만, 이 말은 수술은 잘 끝났어도 인대가 손상되거나 척추의 구조가 변화하는 등 다른 원인으로 통증이 지속될 수 있다는 것을 의미한다. 꼭 수술이 실패해 척추수술 후 실패증후군이 발생하는 것은 아니다.

일반적으로 척추수술을 받은 환자의 약 15%가 실패증후군에 시달리는 것으로 알려져 있고 이 증후군은 치료하기가 상당히 까다로운 난치성 질환이다. 지금까지 다양한 치료가 행해졌지만 대부분 통증의 10~20%만 개선되는 수준에 머물렀다.

이에 비해 한방통합치료의 효과는 매우 뛰어난 편이다. 자생척추관절연구소는 척추수술 후 실패증후군 환자 120명을 대상으로 16주간 한방통합치료를 한 뒤 1년 동안 추적 관찰했다. 치료가 끝난 후 24주 후와 1년 뒤에 상태를 확인했는데, 좋아졌다고 대답한 환자가 24주 후에는 89.4%, 1년 뒤에는 79.2%에 달했다.

연구팀은 만 18세 이상 60세 이하 성인남녀 중 2011년 11월부터 2014년 9월까지 척추수술을 받은 후 최근 3주간 요통이나 하지 통증이 지속적으로 나타나거나 1년 이내 재발한 환자를 선정했다. 통증지수(VAS, Visual Analogue Scale)는 6 이상인 환자들을 대상으로 했다. 이들에게 16주 동안 주 1회 신바로 한약, 신바로 약침, 추나요법, 동작침법 등을 처방하고, 정확한 효과를 측정하기 위해 다른 요통 치료는 받지 말 것을 권고했다. 이후 24주 후 면담조사를, 1년 후에는 전화조사를 통해 상태를 체크했다.

24주 후 면담조사 결과 환자들의 '허리·다리통증지수(VAS)', '기능장애지수(ODI, Oswestry Disability Index)', '건강수준 측정척도(SF-36)'는 치료 전보다 크게 개선됐다. 1년 뒤 실시한 조사에서도 통증과 장애도 부분에서 좋은 상태를 유지했다. 24주 후에 비해 1년 후 통증지수는 2.9에서 3.3으로 조금 올랐지만 다리 통증지수는 2.4에서 1.7로 더욱 개선되었다. 기능장애지수는 요통으로 앉기, 서기, 걷기, 물건 들기 등 10개의 일상 활동이 어느 정도 가능한지를 측정하는 것인데, 이는 1년 후 24주 때보다 더 좋아

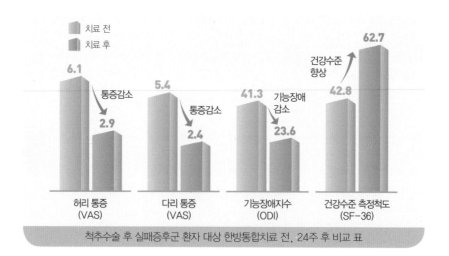

치료 전
치료 후

6.1 → 통증감소 2.9
5.4 → 통증감소 2.4
41.3 → 기능장애 감소 23.6
42.8 → 건강수준 향상 62.7

허리 통증 (VAS) | 다리 통증 (VAS) | 기능장애지수 (ODI) | 건강수준 측정척도 (SF-36)

척추수술 후 실패증후군 환자 대상 한방통합치료 전, 24주 후 비교 표

졌다. 현재 자신의 건강상태를 묻는 질문에서도 24주 후에 비해 1년 후 척도가 42.8에서 62.7로 개선됐다.

연구결과에서도 알 수 있듯이 한방통합치료는 통증, 기능, 삶의 질 등 다양한 측면에서 상당히 양호한 결과를 보였다. 그뿐만 아니라 효과가 1년 후까지 장기적으로 지속되기 때문에 현재 척수수술 후 실패증후군을 가장 효과적으로 치료할 수 있는 치료법이라 해도 과언이 아니다. 왜냐면 척추수술 후 실패증후군은 워낙 난치질환이라 양방통합치료(진통제, 물리치료, 주사치료 등)를 해도 10%~20%밖에 호전되지 않는 경우가 많다. 때문에 척수를 전기적으로 자극하는 척수자극기를 삽입하는 수술을 하는 경우도 많은데 이 역시도 50% 이상의 통증 호전이 있으면 성공적이라고 본다. 자생한방병원의 한방통합치료는 수술 없이도 평균 50% 이상 호전을 보였기 때문에 상당히 고무적인 결과이고 이 결과는 미국 공공과학도서관의 공식저널인 〈플로스원〉에 게재됐다.

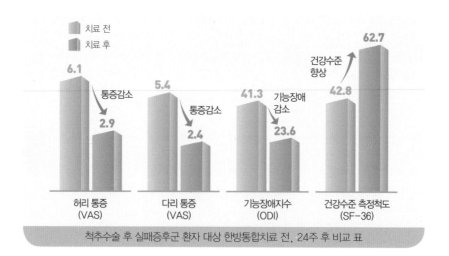

척추수술 후 실패증후군 환자 대상 한방통합치료 전, 24주 후 비교 표

졌다. 현재 자신의 건강상태를 묻는 질문에서도 24주 후에 비해 1년 후 척도가 42.8에서 62.7로 개선됐다.

연구결과에서도 알 수 있듯이 한방통합치료는 통증, 기능, 삶의 질 등 다양한 측면에서 상당히 양호한 결과를 보였다. 그뿐만 아니라 효과가 1년 후까지 장기적으로 지속되기 때문에 현재 척수수술 후 실패증후군을 가장 효과적으로 치료할 수 있는 치료법이라 해도 과언이 아니다. 왜냐면 척추수술 후 실패증후군은 워낙 난치질환이라 양방통합치료(진통제, 물리치료, 주사치료 등)를 해도 10%~20%밖에 호전되지 않는 경우가 많다. 때문에 척수를 전기적으로 자극하는 척수자극기를 삽입하는 수술을 하는 경우도 많은데 이 역시도 50% 이상의 통증 호전이 있으면 성공적이라고 본다. 자생한방병원의 한방통합치료는 수술 없이도 평균 50% 이상 호전을 보였기 때문에 상당히 고무적인 결과이고 이 결과는 미국 공공과학도서관의 공식저널인 〈플로스원〉에 게재됐다.

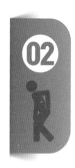

꼭 수술받아야 할 환자는 따로 있다

수술해야 하는 환자는 5~10% 수준이다

학자마다 견해 차이는 있지만 디스크가 터져 신경이 심하게 손상돼 어쩔 수 없이 수술해야 하는 경우는 전체 디스크 환자의 5~10% 정도로 보고 있다. 정형외과학의 교과서라고 불리는 캠벨의 《정형외과학》에서도 수술이 필요한 경우는 전체 요통 환자의 2% 정도로 보고 있다. 이 말은 90~95%에 해당하는 디스크 환자는 비수술 치료만으로 얼마든지 완치할 수 있다는 것과 일맥상통한다.

자생한방병원에서는 이러한 이론상의 연구가 실제 자생 비수술 치료와 일치하는지 확인하기 위해 그동안 꾸준히 임상연구를 진행해 왔다. 자생한방병원과 노스캐롤라이나주립대학교 공동연구팀이 대표적인 척추질환인 허리디스크 환자 128명을 대상으로 6개월간 신바로 한약과 침, 봉침,

추나요법을 1주일에 한 번씩 꾸준히 실시했다. 그 결과, 앞에서 설명한 이론과 마찬가지로 전체 환자 중 약 95%가 생활에 불편함이 없을 정도로 증상이 호전되었다. 128명 중에서 다른 병원에서 수술을 권유받았던 환자들도 포함되어 있었는데 그들 역시 94%가 통증이 크게 줄어든 것으로 확인되었다.

이처럼 수술을 하지 않고도 약 95%가량의 디스크 환자들은 충분히 완치될 수 있다. 따라서 자신이 꼭 수술을 받아야 하는 5~10%에 해당하는지를 확인하고 수술을 결정하는 것이 바람직하다.

수술이 필요한 4가지 기준

수술은 비수술 치료로 도저히 터진 디스크를 회복시키기 어려운 경우에 최후의 보루로 선택해야 한다. 웬만한 디스크는 거의 다 비수술 치료로 좋아질 수 있지만 불가피하게 수술이 필요한 경우도 있다. 보통 디스크가 아주 심하게 터져 신경이 크게 손상돼 통증이 극심하고, 마비 증상이 나타날 때는 수술해야 한다. 좀 더 구체적으로 수술을 결정하는 기준을 소개하면 다음과 같다.

첫째, 직장이나 방광 기능에 장애가 온 경우다. 터진 디스크가 방광으로 가는 신경을 누르면 대소변 장애가 생긴다. 마미증후군이라 불리는 이 증상은 직장이나 방광의 기능이 점차 소실되는 상태를 말한다. 응급상황이므로 빨리 수술을 받는 것이 좋다.

둘째 서혜부, 항문 같은 부위에 이상한 느낌이 있는 경우도 마미증후군의 증상 중 하나이므로 주의 깊게 관찰해야 한다.

셋째, 운동 근력이 진행성으로 약화된 경우이다. 비수술 치료를 하고 있음에도 지속적으로 다리 근육의 힘이 없어지거나 근육이 위축되고, 아킬레스건 반사가 소실되고 있으면 수술이 필요한 상황이다. 아주 심한 진행성 마비가 왔을 때는 신경이 영구적으로 손상될 가능성이 있으므로 빨리 수술로 눌린 신경을 터주어야 한다.

진행성이 아닌 경우 수술이 반드시 필요한지에 대해서는 논란이 많다. 왜냐하면 최근 연구논문을 보면 디스크가 터져 근력저하가 온 사람 중에 수술한 사람과 수술 안 한 사람을 1년간 추적 조사해 봤더니 두 군이 별 차이가 없더라는 결과가 있다. 이는 근력이 떨어진 것만으로는 수술을 하지 않아도 된다는 것을 말해준다. 하지만 치료를 하고 있음에도 근력이 점차 소실되는 경우는 수술이 필요하기 때문에 환자의 결정보다는 전문의의 판단이 필요하다.

넷째, 비수술 치료에도 효과가 없거나 통증이 더욱 극심해지는 경우다. 여러 가지 적합한 비수술 치료를 시행한 뒤에도 효과가 전혀 없거나 악화되는 경우가 있다. 보통 급성디스크의 경우 3개월을 치료했는데도 효과가 전혀 없으면 수술이 필요할 수 있다.

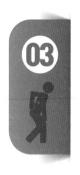

OX로 알아보는
수술해야 할 경우 vs
수술하지 말아야 할 경우

의사가
수술을
권할 때?

일반적으로 의사가 디스크 환자에게 '수술을 권유'할 때도 그 상황이 반드시 수술이 필요하다기보다는 수술이 빠르고 간단한 방법 중의 하나라는 편의적인 진단일 수 있다. 앞서 많은 사례에서 보듯이 수술해서 결과가 좋으면 모르겠지만 잘 안 되었을 때는 오히려 디스크에 치명적인 손상이 가해질 수가 있다. 따라서 의사가 수술을 권했다 하더라도 신중해야 한다.

가장 좋은 방법은 의사가 수술을 권하면 다른 병원에서 진단을 받아보는 것이다. 최소한 3명 이상의 의사가 '수술이 반드시 필요할 것 같다'는 의견을 똑같이 내면 수술을 고려해야 한다. 특히 3명 중 1명은 한의사나 비수술 치료 전문의인 것이 바람직하다. 왜냐하면 같은 의사라도 척추나

관절을 보는 의사들의 진료과목이 정형외과, 신경외과, 재활의학과, 한방 등 다양하기 때문이다. 진료과목이 어디인지에 따라 의사들이 치료하고 싶은 방향이 다를 수 있다.

예를 들어 척추나 관절을 보는 의사가 정형외과나 신경외과 쪽이라면 수술을 많이 배웠기 때문에 수술 치료를 하고 싶어 하고, 한방 쪽이라면 한방 치료를 하고 싶어 할 것이다. 의사들의 전문과목보다는 보다 안전한 방법으로 디스크를 치료하는 것이 더 중요하다. 진료과목이 다양한 의사들에게 다양한 의견을 구했는데, 3명 이상이 수술을 권한다면 수술이 필요한 상황이라 봐야 한다.

정답: X

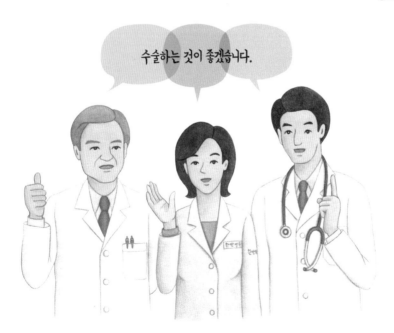

디스크가 터져 수핵이 흘러나와 신경을 누르는 상태라면?

디스크가 터져 수핵이 흘러나오면 삐져나오기만 했을 때보다 흡수가 잘 된다. 흡수 속도도 빨라 급격하게 호전되는 경우도 많으므로 수술보다는 자연스럽게 터진 디스크가 흡수될 때까지 기다리는 것이 맞다.

예전에는 디스크가 터져 있으면 신경을 계속 누르고 있을 것으로 생각해 빨리 수술해서 걷어내려 했다. 하지만 지금은 터진 디스크도 치료만 잘하면 흡수되어 사라지기 때문에 굳이 수술을 하지 않아도 된다는 의견이 대세다. 비수술 치료만으로도 디스크가 터져 삐져나오거나 수핵이 흘러나와 신경을 누르는 것을 충분히 치료할 수 있으므로 굳이 수술할 필요가 없다.

정답: X

디스크, 협착증, 퇴행성이 함께 있으면?

허리가 안 좋은 분 중에는 디스크만 있는 것이 아니라 협착증, 퇴행성 변화까지 함께 있는 경우가 많다. 이런 경우에는 수술하면 안 된다. 협착증이나 퇴행성디스크의 경우 수술 범위가 상당히 크기 때문에 척추에 무리를 줄 수 있다. 협착증이나 퇴행성디스크는 척추 한 마디에만 문제가 있는 것이 아니라 여러 마디에 문제가 있는 경우가 많기 때문이다.

보통 어느 한두 마디를 수술해 나사못으로 고정하면 위아래 인접 마디에 디스크가 생기거나 퇴행성 변화가 심해질 수 있다. 척추는 각 마디가 움직이면서 체중을 분산시키는데, 수술로 고정시키면 그 위아래 마디를 더 많이 움직여야 하기 때문에 디스크가 약해지거나 퇴행성이 빨라질 가능성이 크다. 수술한 마디는 괜찮아도 주변 마디 부위에 심각한 부작용을 초래할 수도 있기 때문에 협착증이나 퇴행성디스크가 함께 있으면서 심할 때는 수술하지 않는 것이 바람직하다.

정답: X

여러 번 허리 주사를 맞았는데도 통증이 계속될 때는?

디스크 환자들은 유달리 허리 주사를 선호하는 경향이 있는데 허리 주사만이 통증을 회복시켜 주는 유일한 방법은 아니다. 양방 쪽의 경우는 허리 주사를 맞다가도 통증이 지속되면 수술하라는 권유를 많이 한다.

허리 주사에는 보통 강력한 진통제인 스테로이드제가 포함되어 있다. 주사치료에 사용되는 약물은 근본적으로 약해진 허리, 인대, 근육을 강화시켜주고 손상된 신경을 회복시켜주기보다는 스테로이드나 리토가인 같이 마취 기능이 있는 약물로 통증 부위를 마취시켜 놓는다.

마취가 되면 통증은 덜 느끼지만 근본적인 치료가 된 것은 아니다. 또한 환자는 통증이 줄어들면 다 나은 것으로 착각해 다시 무절제한 일상으로 돌아가 버린다. 그러다 또다시 허리가 아프면 이때도 주사로 해결하려고 한다.

모든 약물은 내성이 있기 마련이다. 허리 주사를 자주 맞으면 내성이 생겨 효과가 지속되는 시간이 점차 짧아진다. 처음에는 6개월 지속되었던 것이 3개월로 줄고, 나중에는 일주일밖에 지속되지 않는다. 그러다 보니 의사가 수술을 권유하는 지경에 이르게 되는 것이다.

허리 주사를 여러 번 맞아 내성이 생겼어도 비수술 치료법으로 얼마든지 나을 수 있다. 다만 허리 주사를 안 맞았던 사람들에 비해서 회복 속도가 느릴 수는 있다. 왜냐면 허리 주사로 인해 디스크가 더 약해지고 손상된 상태이기 때문이다.

통증은 몸의 신호이다. 내 몸에 문제가 있으니 치료하고 무리하게 쓰지 말라는 신호인데 주사를 맞으면서 그 신호를 계속 무시하면 디스크 상태가 더 악화될 수밖에 없다.

정답: X

수술했는데 재발했다면?

허리 수술 후 가장 큰 걱정이 재발이다. 재발이 안 되면 그보다 좋은 일이 없겠지만 수술 후에도 증상이 여전하거나 재발하는 사례가 너무 많다. 사실 수술은 그 자체가 허리를 약하게 만드는 과정이다. 수술을 하려면 일단 근육층과 인대층을 절개하여 시야를 확보해야 하고 디스크와 신경에 접근하려면 가로막은 척추 뼈에 구멍을 내거나 일부 조각을 잘라내야만 한다. 결국 척추 뼈도, 디스크 주변의 근육과 인대도 수술로 인해 더 약해지는 것이다. 근본적인 원인은 놔두고, 튀어나온 디스크만 잘라냈으니 언제든 디스크가 또다시 터질 위험은 존재한다.

문제는 걱정이 현실이 되어 디스크가 재발했을 때이다. 수술을 했는데 또다시 디스크가 터지면 재수술을 권하는 경우가 많은데 이때 재수술을 해서는 안 된다. 이미 첫 번째 수술로 허리가 많이 약해진 상태인데, 재수술을 하면 더 약해지고, 심하면 온몸 전체가 망가질 수 있다.

재수술의 성공률도 낮다. 그러니 수술 후 재발했더라도 재수술보다는 근육과 인대를 강화시키는 비수술 치료법을 선택해야 한다. 재발한 디스크도 비수술 치료로 나을 수 있다.

정답: X

고령에다 당뇨병이나 지병이 많다면?

나이가 들면 당뇨병, 고혈압, 고지혈증 등 심혈관계 지병을 앓는 분들이 많다. 이런 분들은 허리가 아주 나빠도 수술 시 과다출혈, 지혈 지연 등으로 위험할 수 있고 고령이다 보니 병원에서도 수술을 권하지 않는다. 그래서 치료할 방법이 없다 생각하고 치료 자체를 포기해버리는 분들이 꽤 많다.

자생한방병원에 내원한 김 모 씨는 연세가 80 정도 됐는데 80보다 훨씬 더 들어 보였다. 다른 어르신들이 그렇듯 이 분도 당뇨병, 심혈관질환, 골다공증 등 여러 가지 병을 앓고 있었는데, 양방에서 치료가 어렵다며 포기해버렸다고 한다. 사실 양방에서는 당뇨병이 있을 때 수술하면 회복이 잘 안 되고, 골다공증이 있을 때 수술하면 가뜩이나 약해진 척추 뼈가 더 약해지기 쉬워 수술을 꺼린다.

수술이 어렵다고 하는데, 굳이 사정해서 수술할 필요는 없다. 한방 비수술 치료로 얼마든지 나을 수 있기 때문이다. 또한 한방 비수술 치료법은 오히려 약해진 몸을 튼튼하게 만들어준다. 다른 지병들이 있을 때도 지병을 달래면서 할 수 있는 치료법이 많다. 뼈를 튼튼하게 하면서 치료하는 방법이라든가, 기력이 없는 고령 환자라면 한약으로 기력을 보하면서 치료하는 방법 등 여러 가지를 혼합해서 최적의 치료를 할 수 있는 것이 바로 한방 치료이다.

정답: X

허리디스크와
목디스크가
함께 있다면?

허리에 문제가 있는 환자가 목이 안 아플 리 없고 목에 문제가 있는 환자가 다른 관절이 안 아플 리 없다. 디스크가 생기는 사람들은 선천적으로 척추가 약한 데다 생활습관이나 자세도 안 좋은 경우가 많다. 선천적인 요인과 후천적인 요인이 복합적으로 작용해 디스크가 안 좋아진 것이므로 목디스크나 다른 척추질환이 함께 생길 위험이 크다.

실제로 허리디스크로 내원했던 분들이 몇 년 후 목디스크로 다시 내원하는 경우는 아주 흔하다. 그래서 디스크로 병원을 찾은 분들의 첫 치료는 매우 중요하다. 첫 치료를 수술로 했던 분들은 자꾸 수술을 반복해 몸을 망가뜨리는 경우가 많기 때문이다.

수술은 기존의 원인, 즉 약하게 타고나거나 안 좋았던 생활습관을 치료하는 것이 아니라 결과만 제거하는 것이다. 그런데 몸의 여러 군데에 이상이 있는 환자는 여러 가지 선천적인 원인부터 시작해서 후천적인 원인이 많이 있기 때문에 그런 것들을 하나하나 치료해야 한다. 그래야 허리디스크를 시발점으로 목디스크를 비롯한 다른 척추질환이 생기지 않을 수 있다. 즉 디스크를 치료할 때 허리디스크뿐만이 아니라 목디스크까지 예방할 수 있는 치료를 같이해야 인체의 전반적인 치료를 하게 되는 것이다. 한마디로 원인을 치료해야 한다.

정답: X

디스크 수술한 지인하고 증상이 비슷하다면?

"수술받은 친구가 있는데 그 친구하고 저하고 증상이 똑같아요. 친구는 수술했더니 치료가 잘 됐어요. 수술한 지 10년이 지난 지금까지도 멀쩡히 잘 살아요. 그러니 저도 수술하면 깔끔하게 낫지 않을까요?"

이런 질문을 하는 환자들이 종종 있다. 수술이 전부 다 실패하는 것은 아니다. 많은 경우 성공적으로 수술이 끝나고 예후도 좋을 수 있다. 하지만 실패 가능성도 배제할 수 없다. 그래서 수술은 신중하게 선택해야 한다. 특히 친구나 주변 사람 중 수술로 좋아진 사람이 있다는 이유만으로 수술했다가는 낭패를 볼 위험이 크다.

사람마다 체질이 다르다. 원인 제거가 안 돼 수술 후 더 아플 수도 있지만 체질 때문에 수술하자마자 더 아플 수도 있다. 사람에 따라 수술한 상처 부위가 빨리, 깨끗하게 잘 아물기도 하고 굳은살처럼 울퉁불퉁하게 아물면서 이것이 또 신경을 누르기도 한다. 체질적으로 흉터가 울퉁불퉁하게 남는 분들은 수술을 하면 실패할 확률이 아주 높다.

디스크 수술은 이렇게 여러 가지 개인 체질까지도 고려해야 하는 까다로운 수술이어서 더욱더 신중하게 결정해야 한다. 친구가 좋은 결과를 보았다고 나도 그러리란 보장은 없다. 의사 입장에서 보면 수술하고 10년이나 건강하게 잘 살았다면 애초에 그 사람은 허리가 그렇게 나쁘지 않았을 수 있다. 오히려 수술 대신 비수술 치료를 했으면 20~30년은 괜찮을 수도 있는 체질일 가능성이 크다. 왜냐하면 수술로 허리가 약해져도 버텼다는 것은 그만큼 허리가 건강했다는 반증이기 때문이다.

다른 사람의 수술 성공 여부보다 자신의 정확한 디스크 상태와 체질을 제대로 아는 것이 중요하다. 언제나 기준은 나 자신이 되어야 한다.

정답: X

마비가 와서 꼼짝도 할 수 없다면?

터진 디스크가 신경을 꽉 눌러 마비가 진행 중이라면 수술을 고려할 수 있다. 하지만 환자들이 이야기하는 마비는 디스크로 인한 진짜 마비와 다른 경우가 많다. 환자들이 호소하는 마비는 대부분 허리 통증으로 움직일 수 없는 것을 말한다. 이는 진짜 마비라기보다는 디스크가 손상되었을 때 움직이면 더 손상될 수 있으므로 우리 몸이 움직이지 않도록 보호작용으로 행하는 일시적 마비라 할 수 있다.

일시적 마비는 7~10일이면 완전히 회복되고 동작침법 같은 응급치료법을 사용하면 30분 안에 활동이 가능해진다. 하지만 디스크로 인한 마비는 보통 한쪽 다리에 근력이 점차 소실되는 진행성 마비인데 이는 수술이 필요할 수 있다.

이렇게 일시적인 마비인지, 계속 진행하는 마비인지에 대한 감별이 필요하다. 마비를 걱정하며 내원하는 환자들도 막상 검사해보면 수술이 필요한 마비가 거의 없다. 대부분 디스크가 터지면서 통증이 오니까 뇌가 우리 몸을 보호하기 위해 꼼짝도 못 하게 만들어버리는 것이다.

정말 수술이 필요한 마비인지 아닌지는 동작침법으로 구별할 수 있다.

일시적인 마비일 경우 동작침법만으로 30분만 지나도 마비가 어느 정도 풀리면서 움직일 수 있다. 몸이 마비돼 119를 타고 온 환자가 동작침법으로 30분 만에 자기 발로 화장실에 갈 정도로 회복한 예는 아주 많다. 한방 비수술 치료를 받으면 1~2주면 충분히 좋아진다.

정답: X

빨리 회복하고 싶어서라면?

디스크 환자들은 빨리 일상생활을 해야 하기 때문에 간단한 시술이라든가 빨리 나을 수 있는 치료를 받고 싶어 한다. 그런데 간단해 보이는 수술은 있어도 실제로 간단한 수술은 없다. 어떤 수술이든 튀어나온 디스크를 제거하려면 근육에 상처를 내야 한다. 요즘에는 미세 현미경을 이용한 수술이 대중화되면서 예전보다 작게 절개하기는 하지만 이 방법 또한 상처가 아예 없을 수는 없다. 오히려 절개를 조금 하기 때문에 시야가 확보되지 않아서 절개한 쪽에 들어가서는 더 헤집을 수밖에 없는 상황이다. 또 뼈에 구멍을 내거나 일부를 잘라내야 하는 경우도 있다.

이처럼 수술을 하면 허리가 더 손상될 수밖에 없어 회복하는 데 시간이 더 걸릴 수도 있다. 디스크 환자들은 한방 치료가 오래 걸릴 것이라는 선입견을 가지고 있지만 그렇지 않다. 2~3주 정도 입원해 집중적으로 치료를 받으면 빨리 회복돼 일상생활이 가능하다.

정답: X

대소변 장애가 왔을 때는?

통증이 심한 것만으로는 수술 여부를 결정하기 어렵다. 만약 도저히 견딜 수 없는 통증이 오랜 기간 지속된다면 수술을 받아야겠지만 한방 비수술 치료로 통증이 조금씩 가라앉으면 수술을 하지 않고도 대부분 호전된다.

하지만 대소변 장애가 왔다면 사정은 다르다. 대소변을 관장하는 신경이 눌려 대소변을 볼 수 없거나 아예 요의를 느끼지 못한다면 응급상황이다. 수술을 받아야 한다. 그것도 가능한 한 빨리 받는 게 좋다.

정답: O

치료를 해도 오래도록 통증이 남아있다면?

아주 심하게 아프지는 않지만 오랜 시간 동안 '수술을 할까?' 고민하는 분들이 있다. 이런 분들의 특징은 치료를 '했다 안 했다'를 반복하는 것이다.

디스크를 치료할 때 가장 핵심은 통증을 쫓아다니면 안 된다는 것이다. 통증과 디스크는 별개이다. 아플 때만 치료하다 괜찮으면 안 했다가를 반복하면 디스크의 근본적인 문제가 해결이 안 돼 만성화되는 경우가 많다.

만성디스크 환자일수록 주치의 개념을 갖고 담당 의사에게 꾸준히 관리받는 것이 중요하다. 또한 어떤 시기를 정해서 집중치료를 받을 필요도 있다. 그동안 너무 오랜 시간 통증에 시달려 조금은 지쳐있고 고칠 수 있다는 믿음도 사라졌기 때문이다.

이런 분들은 초반에 통증만 치료하다가 낫지 않으면 원인 제거는 안 하고 시간만 자꾸 끌려고 한다. 계속 통증에만 초점을 맞춰 치료했기 때문에 원인은 이미 너무 커질 대로 커져서 쉽게 치료도 안 된다. 따라서 이렇게 조바심을 내는 분일수록 오히려 입원 등을 통한 집중적인 치료를 함으로써 좋아질 수 있다는 확신을 가질 필요가 있다.

정답: X

나이가 많아서 치료가 잘 안 될 것 같다면?

나이가 많아서 치료가 안 될 것 같다고 말씀하시는 어르신이 많다. 필자가 아는 어떤 어르신은 심지어 이제는 진액이 안 나와서 아물지 않을 것 같다는 말씀까지 하신다. 그런데 한방에서는 몸을 보하고 진액을 많이 나오게 해주며 면역력을 끌어올려 주는 한약과 약침 같은 치료법이 있다. 따라서 오히려 나이가 많거나 기력이 약할 때는 한방 치료가 가장 좋고 안전할 수 있다.

정답: X

진통제로도 통증 조절이 잘 안 된다면?

환자 중에는 '너무 아프다. 진통제를 먹어도 전혀 효과가 없다'고 하소연하는 분들이 많다. 진통제도 이제 듣지 않으니 수술밖에 방법이 없을 것 같지만 그렇지 않다. 이런 환자들에게는 침 치료가 제격이다. 자생한방병원이 침 치료로 유명해진 이유도 진통제보다 통증을 감소시켜 주는 효과가 훨씬 뛰어났기 때문이다.

한국뿐만이 아니라 미국 등 전 세계에서 진통제와 침 치료를 비교하는 연구들이 많이 나와 있다. 사실 진통제를 먹는 것보다 침을 아주 얇게, 피부 근처에만 살짝 놓아도 효과가 훨씬 좋다. 그만큼 침이 통증을 제어하는 효과가 크기 때문에 침 치료를 받으면 통증을 조절할 수 있다.

정답: X

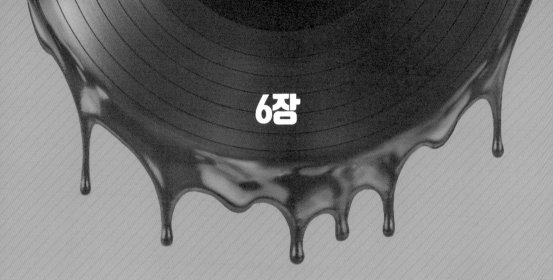

6장

디스크 환자만 할 수 있는 사소하지만 중요한 질문 9

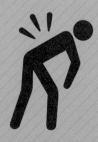

Q1 디스크를 치료하는 데 얼마나 시간이 걸리나요?

디스크 상태와 환자에 따라 다르다

많은 환자가 디스크 치료를 시작하기 전에 낫는 데 얼마나 걸리는지를 묻는다. 치료기간은 기본적으로 디스크 상태와 환자에 따라 다르다. 디스크 상태에 따라 치료방법이 달라지기도 하고, 똑같은 치료를 하더라도 환자마다 반응이 나타나는 시간이 천차만별이기 때문이다.

그럼에도 일반적으로 자생한방병원에서 디스크를 치료하는 기준은 있다. 우선 디스크를 치료할 때는 두 파트로 나눠서 고려해보는 것이 좋다. 하나는 통증만을 고려해 치료하는 기간이고, 또 하나는 통증과는 무관하게 디스크 발생 원인들을 치료하고 더 좋게끔 해주는 강화치료 기간이다.

통증치료 기간은 당연히 환자의 상태에 따라서 다르다. 예를 들어 디스크가 아주 심해도 신경 회복 속도가 빠르면 금방 치료될 수 있고, 디스크가 심하지는 않지만 만성인 경우에는 치료하는 데 시간이 오래 걸릴 수도 있다.

보통 통증은 환자의 통증 정도에 따라서 개인차가 있지만 빠르면 2주 안에 깨끗하게 없어지는 경우도 있다. 비록 디스크가 심하게 터졌지만 디스크로 인해 생긴 염증이 빨리 없어지면, 2주라는 짧은 시간에도 통증이 사라지는데, 실제 그런 경우가 많다.

반면 상당히 오랫동안 디스크가 진행되었고, 이미 퇴행이 시삭된 환자들은 대부분 2개월에서 길게는 4개월까지 장기적인 치료가 필요할 수 있다. 만성디스크 환자들은 급성디스크 환자들에 비해 통증이 날카롭지 않고 좀 둔한 편이다. 그럼에도 워낙 오래돼 통증이 쉽게 없어지지 않기 때문에 원인 치료와 함께 반드시 상태가 더 나빠지지 않도록 디스크 부위를 강화해주는 치료를 해야 한다.

디스크 강화치료는 최소한 3개월 이상 걸린다. 손상된 뼈와 신경, 근육과 인대가 재생하는 기간이 기본적으로 3개월 이상이 걸리기 때문이다. 즉 통증이 없어져도 약 3개월 이상은 강화치료를 해야 한다. 보통은 강화치료 기간에는 자세를 바르게 하는 추나치료와 근육강화치료를 병행해야 한다.

또한 일상적인 생활관리법도 익혀야 한다. 자생한방병원에서는 보통 디스크 초기 두 달 동안 통증치료로 통증을 없앤 후 생활관리법을 가르쳐준다. 원래 디스크 관리와 관련된 연구논문에서는 디스크 환자의 경우 일상적인 생활을 계속하라고 한다. 하지만 자생한방병원은 통증이 있는 동안에는 일상적인 활동을 하지 말라고 권한다. 환자들이 워낙 통증에 민감하다 보니 일상생활 중에 조금만 무리하다 약한 디스크 부위를 건드려 '악' 하고 통증이 도지면 그동안 치료했던 것들이 날아간다고 생각하기 때문이다.

실제로 일상생활을 한다고 디스크가 쉽게 도지지는 않는다. 순간적으로 무리가 가서 '악' 하더라도 그동안 치료했던 것이 어디 가는 것이 아니기 때문에 금방 통증을 가라앉힐 수 있다. 그럼에도 디스크 치료를 받는 사람들은 쉬 지쳐 있기 때문에 조금만 이상해지면 바로 수술하려고 든다. 그래서 일상생활을 조심하라고 권하는데, 이는 결과적으로 치료기간을 단축하는 데도 도움이 된다.

통증치료가 끝난 다음 본격적으로 생활관리법을 알려준다. 근육 쓰는 방법, 운동법 등을 가르쳐주는데, 최소한 3개월은 꾸준히 해야 한다. 보통 습관을 들이는 데는 3개월 정도가 걸리기 때문에 3개월은 계속 해야 습관으로 자리잡을 수 있다.

환자 중에는 통증치료만 끝나면 더 이상 치료를 받지 않고 일상으로 복귀하는 분들이 있다. 각자 그럴만한 사정이 있겠지만 의사 입장에서 보면 한두 달 통증치료만 받고 일상에 복귀한 환자보다 통증치료를 충분히 받고 강화치료까지 꾸준히 받은 환자가 훨씬 예후가 좋다.

한두 달 치료받고 돌아간 환자들은 디스크에 대한 이해도 얕고, 통증만 쫓아다니다 보니 일상생활에 복귀해 예전의 나쁜 습관대로 생활하다가 허리디스크를 일으켰던 원인이 제거되지 않아서 1~2년 후에 또다시 병원을 찾는 경우가 많다.

반면 통증이 이미 사라졌더라도 디스크의 원인 치료를 꾸준히 받은 사람은 오랜 기간 동안 재발하지 않는다. 또한 병원에 올 때마다 디스크에 대한 설명을 듣다 보면 디스크의 특성과 관리방법을 꿰뚫게 돼 스스로 알아서 일상생활을 잘하게 된다. 치료기간은 길었지만 그만큼 재발할 위험이 없어 결과적으로 돌아가는 것이 빠른 길이 된 셈이다.

그렇다면 치료 후에 통증이 완벽하게 없어진 경우와 약간 통증이 남는 경우에 어떤 환자가 예후가 좋을까? 아이러니하게도 치료가 끝나도 통증이 미세하게 남아있는 환자의 예후가 훨씬 더 좋은 경우가 많다.

깨끗하게 통증이 좋아진 사람은 디스크로 고생했던 날들을 점차 잊어버리고, 디스크를 치료할 때 배웠던 허리관리에도 점차 소홀해진다. 이런 날이 오래 지속되면 디스크는 또다시 조금씩 진행될 수 있다. 하지만 디스크 치료 후에도 약간의 통증이 남아있는 환자는 조금만 무리를 해도 통증이 발생하니 오히려 본인 스스로 계속 조심하게 된다. 디스크 치료할 때 배웠던 척추관리법도 열심히 실천하고, 무엇보다도 디스크가 탈출될 수 있는 환경을 피하려고 노력한다. 이런 예만 보더라도 디스크가 단순히 통증을 없애기만 하면 되는 것이 아니라 관리가 중요한 질병이라는 것을 알 수 있다.

디스크가 재발하지 않으려면
어떻게 해야 하나요?

디스크에 대한 올바른 이해가 중요하다

디스크가 재발하지 않으려면 디스크를 제대로 아는 것이 중요하다. 한국사회에서는 아직 통용되기 힘들지만 선진국에서는 '백스쿨(back school)'이라는 것이 있다. 바로 허리에 관련된 학교다. 선진국에서는 디스크를 치료해도 계속 재발이 반복되니까 관리가 제일 중요하다고 판단한 것이다. 그리고 관리를 하려면 무엇보다도 환자가 디스크의 속성을 정확히 아는 것이 필요해 '백스쿨'을 만든 것이다.

백스쿨은 유료다. 그럼에도 환자들은 거금을 투자해 교육을 받는다. 반면 우리나라는 환자들이 '나는 아무것도 안 하고 치료비를 줄 테니까 의사든, 물리치료사든 알아서 해달라'는 식이다. 하루빨리 이런 자세에서 벗어나야 한다. 내가 돈을 내서라도 디스크에 대한 지식을 얻고, 교육을 받아서 스스로 관리할 수 있게끔 학습하겠다는 의지가 있어야 한다.

지피지기면 백전백승이라는 말처럼 디스크에 대해 제대로 이해하고 있는 사람이 재발도 피할 수 있다. 디스크의 속성을 알기 때문에 지금 당장은 안 아프더라도 언젠가는 병이 진행될 수 있다는 것을 알고 그에 맞춘 대비를 하기 때문이다. 무리하면 병이 쉽게 진행될 수 있다는 것을 아는 사람은 최대한 허리에 무리를 주지 않으려고 노력하고, '어떻게 허리를 쓰는 것이 역학적으로 안전할까', '어떤 운동이 더 좋은가'까지 생각한다.

운동을 예로 들면 급성디스크 환자에게는 등척성 운동이 좋다. 등척성 운동은 근육의 길이를 변환시키지 않고 하는 운동이다. 예를 들면 벽을 미는 운동 같은 것이다. 이두근 운동은 근육을 수축시키는 운동인데, 벽을 미는 운동은 힘을 계속 주어도 근육의 길이는 그대로이다.

아무래도 근육운동을 하면 척추 뼈가 움직이고 디스크에 자극이 가면서 순간적으로 허리에 무리가 될 수도 있다. 즉 근육은 강화가 되도 디스크에 손상이 갈 수 있다는 것이다. 그런데 등척성 운동을 하면 근육의 길이는 변화가 생기지 않고 근육의 힘만 강화할 수 있으므로 안전하다. 다만 등척성 운동은 누가 잡아서 지지해 줘야 하므로 혼자 하기 어렵다는 단점이 있다.

교육을 통해서 디스크가 생기는 원리, 현재 내 디스크의 상태는 어떻게 진행되고 있는지, 그리고 나에게 적합한 운동은 무엇인지를 알아야 한다. 그래야 훨씬 더 안전하고 근본적인 치료와 관리가 가능하고 재발을 효과적으로 방지할 수 있다.

Q3 다른 병원에서 자료 가져왔는데 왜 굳이 다시 촬영해야 하나요?

MRI는 찍는 것보다 판독이 중요하다

MRI 촬영은 자칫 환자와 병원 간에 오해를 낳을 수도 있는 예민한 문제다. 병원의 방침 때문에 MRI를 찍게 유도한다고 오해하는 분들이 많고, 또 MRI가 고가기 때문에 권한다고 여기는 환자도 있는데 사실과 다르다. MRI는 찍는 것보다 판독이 더 중요하다. 다른 병원에서 찍은 MRI 사진을 가져왔는데 판독이 어려운 경우가 있다. 또 너무 오래전에 찍었다든가, MRI 상에 나타난 것보다 확연히 증상이 나빠진 경우에는 정확한 상태를 파악하기 위해 다시 찍는 경우도 있다.

병원의 입장에서는 방어적인 목적도 있기는 하다. 요즘은 시술을 많이 한다. 환자분들이 시술을 많이 받고, 주사도 많이 맞다 보니 허리 쪽에 감염이 생길 수도 있다. 또한 만에 하나 암 같은 종양이 생길 가능성도 배제할 수 없다. 그리고 이런 것들이 환자가 가지고 온 MRI에는 나타나지 않을 수도 있다.

한 환자가 3년 전 MRI를 가져온 적이 있다. 3년 전 허리 증상과 지금 호소하는 증상이 큰 차이가 없었고 MRI 상 통증이 설명이 되어 다시 검사하지 않고 치료를 시작했다. 그런데 한참 치료하다 보니 이상한 느낌이

258

들어 다시 MRI를 촬영한 결과 척추종양이 발견되었다. 이런 경우 환자는 왜 3개월 동안 정확한 병명도 모르고 엉뚱한 치료를 했느냐며 항의를 할 수도 있다. 그래서 병원에서는 척추감염 등 다른 질환의 진행 가능성 여부를 확인하기 위해 재촬영을 원한다.

Q4 마사지 받아도 되나요?

과도하게 압력을 가하는 마사지가 아니라면 OK

일단 받아도 괜찮지만 조심스럽게 받아야 한다. 디스크는 인체 내의 디스크가 손상돼서 신경을 자극하고 그 신경이 근육에 통증을 일으키는 질환이다. 디스크가 있을 때 근육에서 통증을 느끼는 것은 이 때문이다.

몸을 주물러 마사지해주거나 근육을 풀어주어 그 부근을 따뜻하게 해주면 통증은 다소 줄어들 수 있다. 그런데 허리디스크 환자들은 근육층만 부드럽게 마사지해주는 것이 좋다. 가끔 마사지의 종류에 따라 뼈에 압력을 가하는 경우가 있다. 근육층만 풀어주는 것이 아니고 허리를 꺾는다든가 밟는다든가 하는 식의 과도한 압박을 가하는 마사지는 오히려 독이 된다. 허리를 눌러도 근육층만 누르는 것이 아니고 뼈에 압력이 가해질 정도로 세게 주무르면 절대 안 된다.

디스크 환자는 무심코 재채기를 하거나 화장실에서 힘을 주다가도 디스크가 악화되곤 한다. 마찬가지로 복압이 순간적으로 들어가게 되면 디스크가 자극을 받는다. 우리 몸은 밀폐된 공간인데 복압이 순간적으로 증가하면 디스크도 충격을 받는다. 그래서 마사지도 오일마사지처럼 부드럽게 하면 괜찮지만 과도하게 힘을 많이 주는 마사지는 피하는 것이 좋다.

디스크 환자는 마사지를 받는 자세도 중요하다. 보통은 엎드려서 받는 자세인데 초기 디스크 환자의 경우엔 특정한 자세가 안 좋을 수 있다. 보통 초기디스크의 경우는 옆으로 누워 있거나 다리 사이에 뭔가를 끼고 있는 자세가 편하다. 반면 엎드린 자세는 허리를 더 긴장시키고 디스크 자체에 자극을 주어 통증이 발생할 수 있다.

Q5 바닥에 눕는 것이 좋은가요, 침대에 눕는 것이 좋은가요?

환자마다 다르다

예전에는 디스크 환자는 침대보다는 딱딱한 바닥에 누워 자는 것이 좋다는 말이 정설처럼 돌았다. 실제로 예전 침대는 스프링이 좋지 않았다. 그래서 푹 꺼진 침대는 누웠을 때 척추의 S라인을 더 왜곡시켰다. 즉 허리는 C자 모양으로 되어 있는데, 스프링이 나간 침대에 누우면 허리 부분이 푹 들어가 허리가 잔뜩 구부린 자세처럼 되는 것이다. 디스크일 때는 허리를 반듯하게 펴주는 것이 좋은데, 허리가 구부려져 있으니 디스크가 더 악화될 수 있다.

하지만 요즘 침대는 예전처럼 그렇게 푹 꺼지는 침대가 별로 없다. 또한 바닥에 누우면 너무 딱딱해 허리가 더 긴장될 수 있으므로 스프링이 견고한 침대가 좋다.

물론 이것은 일반적인 이야기에 불과하다. 디스크 환자의 경우에는 자기가 누워 보고 편한 침대가 좋은 침대이다. 디스크의 특정한 위치 혹은 디스크가 튀어나온 위치에 따라서 제각각 편안한 자세가 다른 것이다.

보통은 눕는 자세가 디스크 환자에게 가장 편하지만 어떤 환자들은 밤에 누워서 자지 못하기도 한다. 누우면 디스크 부위가 더 압력을 받아 밤새도록 앉아 잠을 청하는 분들이다. 급성기 때는 디스크가 덜 압력을 받는 자세로 자야 하는데, 그건 몸이 가장 잘 안다. 바닥에 누웠는데 허리가 좀 덜 아프다면 바닥이 좋은 것이다. 침대도 마찬가지다. 누워서 편안하면 그 침대가 좋은 침대고 반대로 아프면 그 침대는 피해야 한다.

Q6 거꾸리 해도 되나요? 운동은 어떤 운동이 좋은가요?

거꾸리는 위험, 걷기는 비교적 안전

디스크를 잘 관리하고 재발을 막으려면 운동을 해야 한다. 하지만 급성디스크라면 말은 달라진다. 급성디스크의 가장 위험한 요소는 통증이 심각하게 악화되서 못 참고 수술을 선택해버리는 것이다. 따라서 급성디스크는 초반에 안정을 취하며 운동을 하지 않는 것이 좋다.

급성디스크가 아니라면 디스크 환자에게 가장 좋은 운동은 '걷기'다. 걷기는 통증이 허락하는 범위 내에서 가장 안전하게 할 수 있는 운동이다. 걷기 외에 사람들이 많이 관심을 갖는 운동이 '요가'나 '필라테스'이다. 디스크가 없는 일반인에게는 두 운동 모두 허리에 좋다. 허리의 가동범위를 확대시켜주는 운동이기 때문이다.

운동을 꾸준히 한 사람들은 가동범위를 확대해서 유연성을 기르며 운동해 왔기 때문에 나름대로의 예방법이 다 있고 몸도 잘 적응한다. 하지만 40~50대에 디스크 초기 진단을 받은 환자가 평소에 한 번도 그렇게 몸을 움직이지 않다가 과도하게 움직이면 위험하다. 건강한 사람도 손목을 15도 각도로 꺾어서 운동하다가 갑자기 45도를 꺾으면 다치기 쉬운데, 디스크 환자가 그렇게 하면 디스크가 손상되거나 초기 디스크가 더 진행될 수 있다.

디스크 환자들은 '거꾸리'에도 관심을 많이 보인다. 거꾸리의 기본 개념은 거꾸로 매달리면 위에서 누르는 디스크의 압력이 해소되면서 근육이 이완되기 때문에 좋다는 것이다. 물론 그런 효과는 있다. 거꾸로 매달리니까 근육이 이완되고 그러면서 약간 시원한 느낌이 드는 것은 확실하다. 그런데 이것도 마찬가지로 근육을 강제로 이완시키는 것이기 때문에 건강한 디스크일 때는 괜찮지만 급성디스크일 때는 해당 부위에 과도한 자극을 줄 수 있으므로 피하는 것이 좋다.

요즘은 물리치료 중에서도 거꾸리처럼 해당 분절만 살짝 이완시켜주는 방법도 있으니 집에서 혼자 하지 않는 것을 추천한다. 또 거꾸리의 경우는 강제적으로 전신을 다 이완시키는 것인데, 되도록이면 병원에서 MRI를 보고 문제가 안 될 정도로 부분적으로 가볍게 해주는 게 더 좋다는 생각이다.

특히 추나요법 중에 신연요법이 거꾸리 개념이다. 디스크의 경우엔 그 부분만 집중적으로 이완시켜 주는 방법이 있으니 조금 더 세밀하게 하는 것이 낫다. 디스크 환자는 물론 퇴행성디스크 환자에게도 거꾸리는 굳이 추천하고 싶지 않다.

계단을 걷는 것도 허리에 괜찮다. 걷는 것은 허리에 부하가 걸리는 운동이 아니니 가볍게 걷는 건 좋다. 그런데 무릎관절이 나쁜 분들은 계단 걷기가 좋지 않다. 보통 허리관절이 나쁘면 무릎관절도 나쁜 경우가 많으므로 계단 오르내리기보다는 평지를 걷기를 권한다.

허리에 가장 좋은 운동은 물속에서 걷는 것이다. 물속에서 걸으면 디스크 압력을 최소화하면서 운동량은 상당히 높으므로 디스크 환자가 하기에 안성맞춤이다.

Q7 통증이 등 쪽으로 갔다 골반으로 갔다 자꾸 돌아다니는데 괜찮은 건가요?

통증이 돌아다니는 것은 심각하지 않다는 증거다

디스크가 진짜 심한 사람들은 이런 얘기를 잘 안 한다. 진짜 심한 사람들은 정확하고 명확한 통증 부위를 얘기한다. 어디가 딱 아프고, 어떻게 할 때 더 아프다는 식으로 말이다. 디스크가 심하면 심할수록 아픈 부위를 정확하고 명확하게 얘기한다. 특정 부위의 신경을 많이 압박해 손상 정도가 크기 때문에 어느 부위가 아픈지 정확하게 알 수 있다.

그런 분들이 치료해서 조금 좋아지면 이런 표현을 쓴다.

"옛날에는 오른쪽 다리가 뒤쪽으로 당기면서 아픈데, 지금은 오른쪽 다리는 괜찮은데 왼쪽 다리가 아픈 것도 같고, 등이 더 아픈 것 같기도 해요. 통증이 막 돌아다니는 것 같아요."

통증이 돌아다닌다는 것은 사실 나쁜 것이 아니다. 한군데 문제가 심각하게 있으면 통증이 그 부분만 인식하기 때문에 거기만 아픈데, 심각한 손상이 아니기 때문에 여기도 아팠다 저기도 아팠다 하는 것이기 때문이다. 따라서 통증이 돌아다니면 오히려 치료가 쉽다. 치료를 안 해도 조만간 없어질 가능성이 있다. 통증이 돌아다닌다는 것은 통증이 없어지는 과정이기도 하기 때문이다.

하지만 디스크 한 부위의 문제가 아니라 전반적인 몸의 틀어짐과 불균형 때문에 통증이 돌아다닐 수도 있기 때문에 무조건 좋다고 봐도 안 된다. 또한 망가진 곳이 한 군데가 아니고 여러 군데이니 적절한 치료를 해달라는 신호일 수도 있다. 어떤 경우인지 정확히 파악해 적절한 치료를 하는 것이 좋다.

Q8 주의해야 할 증상은 어떤 건가요?

감각이 변하면 긴장해야 한다

우선 통증은 주의해야 할 증상이 아니다. 통증은 아팠다 안 아팠다, 하면서 좋아지기 때문에 위험신호가 아니다. 그것은 치료의 과정이다.

우리 몸이 이상 징후를 보내는 증상의 변화로 무엇보다 무서운 것은 감각의 변화이다. 디스크가 상당히 튀어나오면 마미증후군 같이 대소변을 관장하는 신경을 압박해 감각 이상이 나타날 수 있다. 마미증후군 환자는 확률 상 만 명 중 한 명 꼴이기 때문에 무척 생소한 질환이다.

이런 분들은 대소변에 이상이 생기면서 회음부, 말안장 부분의 감각이 떨어질 수 있고, 근력저하가 서서히 진행돼 눈에 띄게 힘이 빠질 수도 있다. 이런 증상이 나타났어도 근력저하가 좋아지거나 저하된 상태가 유지라도 된다면 괜찮은데, 저하가 계속 진행된다면 긴장해야 한다.

오히려 통증은 나아지는데 정말 가끔 근력저하가 진행되는 경우도 있다. 견딜 수 없이 아픈 통증을 10이라고 한다면 2~3주간 치료하고 5~6 수준으로 줄어든다. 그런데 없던 근력저하가 생기고 점점 힘이 빠지는 게 느껴진다면 수술해야 할 가능성이 높다. 하지만 감각 및 근력 변화를 환자가 느끼기 쉽지 않기 때문에 의사가 계속 체크해 봐야 한다.

Q9 밤에만 유난히 더 아픈 건
무슨 이유인가요?

왜 밤에 더 아픈가 하는 문제는 사실 애매한 부분이 있어서 여러 가지 의견과 이견이 존재한다. 한방에서는 몸 안에 어혈이 많이 쌓여 있으면 야간 통증이 심하게 온다고 본다. 디스크가 손상되면서 주변 조직에 상처가 많이 생기면 상처가 난 부위에 소위 '죽은 피'라고 하는 어혈이 많이 쌓이게 된다. 그러면 그 어혈을 제거하려는 생리적 현상에 의해 몸이 괴롭게 된다. 어혈을 제거하려는 활동은 부분적으로 밤에 더 활발하기에 야간 통증이 생기는 것이다. 이러한 것을 '어혈통'이라고 한다.

또한 밤은 심리적으로 외부환경과 차단되어 본인의 통증만을 생각할 수 있는 시간이기도 하다. 그러다 보니 더 민감하게 통증이 느껴질 수 있다. 우리가 흔하게 느끼는 치통도 재밌는 텔레비전 프로그램을 볼 때는 잠시 통증을 잊어버리는 경우가 종종 있는데 이처럼 낮에는 정신을 다른 데 쓸 수 있어 통증에 덜 민감하고 밤은 그렇지 않다는 것이다. 하지만 이러한 이유만으로는 충분하지 않다. 암성통증 등 심각한 문제를 동반한 통증이 보통 밤에 악화되어 야간통은 항상 주의의 대상이기 때문이다. 아직은 좀 더 많은 연구가 필요한 분야다.

• Hirabayashi S,KumanoK, Tsuiki T, Eguchi M, Ikeda S: A dorsally displaced free fragment of lumbar disc herniation and its interesting histologic findings. A case report. Spine 15:1231-1233, 1990.

• Slavin KV, Raja A, Thornton J, Wagner FC Jr: Spontaneous regression of a large lumbar disc herniation: report of an illustrative case. Surg Neurol 56:333-336, 2001.

• Doita M, Kanatani T, Ozaki T, Matsui N, Kurosaka M, Yoshiya S: Influence of macrophage infiltration of herniated disc tissue on the production of matrix metalloproteinases leading to disc resorption. Spine 26:1522-1527, 2001.

• Henmi T, Sairyo K, Nakano S: Natural history of extruded lumbar intervertebral disc herniation. J Med Invest 49:40-43, 2002.

• Ahn SH, AhnMW, ByunWM: Effect of the transligamentous extension of lumbar disc herniations on their regression and the clinical outcome of sciatica. Spine 25:475-480, 2000.

• Maigne JY, Rime B, Deligne B: Computed tomographic follow-up study of forty-eight cases of nonoperatively treated lumbar intervertebral disc herniation. Spine 17:1071-1074, 1992.

• Virri J, Gro¨nblad M, Seitsalo S, et al. Comparison of the prevalence of inflammatory cells in subtypes of disc herniations and associations with straight leg raising. Spine26:2311–5,2001

• Tamer Orief, Yasser Orz, Walid Attia, Khaled Almusrea:Spontaneous Resorption of Sequestrated Intervertebral Disc Herniation. Spine journal World Neurosurg 77,1:146-152,2012

• Chung HJ, Lee HS, Shin JS, Lee SH, Park BM, Youn YS, et al. Modulation of acute and chronic inflammatory processes by a traditional medicine preparation GCSB-5 both in vitro and in vivo animal models. J Ethnopharmacol. 2010;130(3):450-459.

- Kim TH, Yoon SJ, Lee WC, Kim JK, Shin J, Lee S, et al. Protective effect of GCSB-5, an herbal preparation, against peripheral nerve injury in rats. J Ethnopharmacol. 2011;136(2):297-304.

- Kim JK, Park SW, Kang JW, Kim YJ, Lee SY, Shin J, et al. Effect of GCSB-5, a Herbal Formulation, on MonosODIum Iodoacetate-Induced Osteoarthritis in Rats. Evid Based Complement Alternat Med. 2012;2012:730907.

- Park Y-G, Ha C-W, Han C-D, Bin S-I, Kim H-C, Jung Y-B, et al. A prospective, randomized, double-blind, multicenter comparative study on the safety and efficacy of Celecoxib and GCSB-5, dried extracts of six herbs, for the treatment of osteoarthritis of knee joint. Journal of ethnopharmacology. 2013;149(3):816-24.

- Effects of intra-articular SHINBARO treatment on monosodium iodoacetate-induced osteoarthritis in rats.Kim WK, Chung HJ,./Chin Med

- Comparison of EQ-5D index values for NeuP and common chronic diseases. Abbreviations: ALS, amyotrophic lateral sclerosis; DN, diabetic neuropathy; FBSS, failed back surgery syndrome; MND, motor neurone disease; NeuP, neuropathic pain; NYHA, New York Heart Association; PD, Parkinson's disease; PHN, post-herpetic neuralgia

- 척추수술 후 실패증후군의 원인 및 그 치료 성적에 관한 연구. 김병직. 대한척추외과학회지. 1999;6(1):135-40.
  The multiply operated lumbar spine. Wiesel SW. Instr Course Lect. 1985;34:68-83.